Hirschvogl

Grundwortschatz Rumänisch für Pflege und Betreuung

Cinzia Hirschvogl

Grundwortschatz Rumänisch für Pflege und Betreuung

Rumänisch–Deutsch
Deutsch–Rumänisch

facultas

Cinzia Hirschvogl, MA MA
wuchs in Rumänien zweisprachig auf und studierte an der West-Universität Timisoara und an der Universität Wien Lehramt und Konferenzdolmetschen. Seit 2011 arbeitet sie als Übersetzerin und Dolmetscherin in Wien, seit 2015 als Lektorin am Zentrum für Translationswissenschaft der Universität Wien.

Bibliografische Information der Deutschen Nationalbibliothek
Die Deutsche Nationalbibliothek verzeichnet diese Publikation in der Deutschen Nationalbibliografie; detaillierte bibliografische Daten sind im Internet über http://dnb.d-nb.de abrufbar.
Alle Angaben in diesem Fachbuch erfolgen trotz sorgfältiger Bearbeitung ohne Gewähr, eine Haftung der Autorin oder des Verlages ist ausgeschlossen.

1. Auflage 2018

Umschlag: facultas unter Verwendung eines Fotos von filipefrazao, fotolia.com
Korrektorat: Dr. Caius Draghici
Druck: finidr
Printed in the E.U.
ISBN 978-3-7089-1646-0

Vorwort

Der Alltag in Pflegeberufen ist von Internationalität geprägt. In Zeiten der Migration sind interkulturelle Teams an der Tagesordnung und PatientInnen mit nicht-deutscher Muttersprache häufig anzutreffen. In der Pflege, aber gerade auch in der 24-Stunden-Betreuung sind viele Personen mit rumänischer Muttersprache tätig.

Kommunikation ist in Pflege und Betreuung unabdingbar. Grundkenntnisse und wichtige Phrasen in der anderen Sprache helfen darüber hinaus, Missverständnisse zu vermeiden und den Alltag in Krankenhaus und Pflege einfacher zu gestalten.

Ein allgemeines Wörterbuch reicht da oft nicht aus. Dieses Buch versammelt Alltagsbegriffe und Phrasen des Gesundheitswesens ebenso wie hilfreiches Fachvokabular. Es geht aber auch darüber hinaus: Zum einen bietet es kurze Anweisungen, die im Umgang mit PatientInnen eine große Hilfe sein können. Zum anderen finden sich darin beispielhafte Konversationen, wie sie im Pflegealltag häufig vorkommen – sie eignen sich zum Lernen und Üben ebenso wie für den Einsatz in der Praxis.

Die Vorlagen für die Beispieldialoge wurden dem Buch *Grundwortschatz Englisch für Pflegeberufe* entnommen, Autorin Adèle Jibidar stellte sie uns auch für dieses Buch zur Verfügung.

Damit vereint dieser Grundwortschatz das Fachwissen mehrerer Experten: die sprachliche Expertise liefert Autorin und Übersetzerin Cinzia Hirschvogl, die pflegerische Expertise Adèle Jibidar mit ihrer langjährigen Pflege- und Unterrichtserfahrung. Dr. Caius Draghici hat die Wortschatzsammlung lektoriert und auf ihre medizinische Richtigkeit hin überprüft.

Leserinnen und Lesern, Lernenden wie Pflegenden soll das Buch Handwerkszeug und Grundlage für eine erfolgreiche Kommunikation in der Praxis sein.

Inhalt

Übersichtsgrafik:
Der Körper

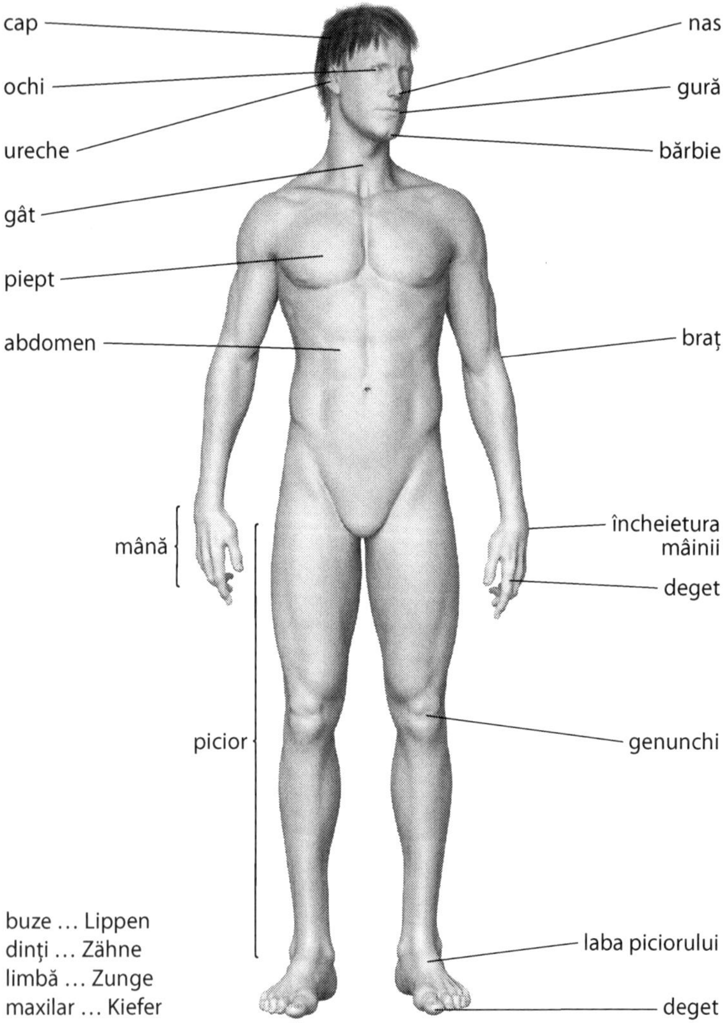

buze … Lippen
dinţi … Zähne
limbă … Zunge
maxilar … Kiefer

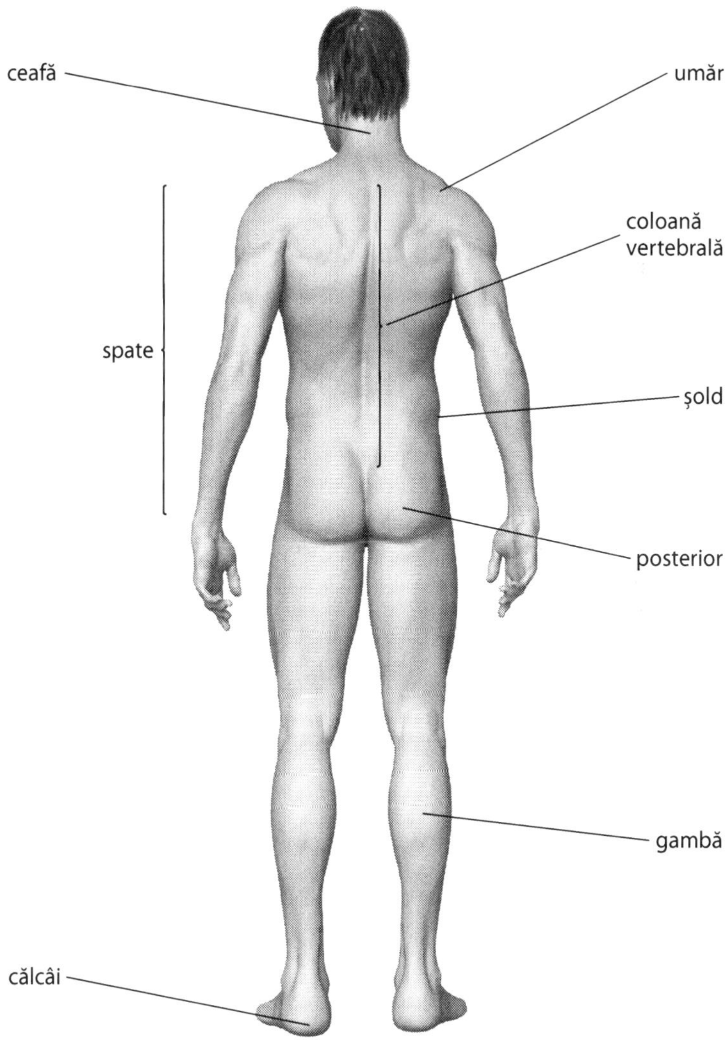
ceafă
umăr
coloană
vertebrală
spate
șold
posterior
gambă
călcâi

Begriffstabelle Rumänisch – Deutsch

A	
(a da) veşti rele	schlechte Nachrichten (verkünden)
(a nu suporta) durerea	Schmerz (nicht ertragen)
(a vedea) prin ceaţă	verschwommen (sehen)
a (se) ameliora/îmbunătăţi	(sich) verbessern
a fi rezistent/stăruitor	beständig sein
a (se) adapta	(sich) anpassen
a (se) ghemui	(sich) zusammenrollen
a (se) modifica	(sich) verändern
a (se) relaxa	(sich) entspannen
a (se) rupe	brechen
a (se) scuza	(sich) entschuldigen
a absorbi	absorbieren/einsaugen
a abuza	missbrauchen
a afecta	betreffen
a afla	erfahren
a ajuta	helfen
a alăpta	stillen
a alina/a ameliora	lindern
a aminti ceva cuiva	(jemanden an etwas) erinnern
a anunţa/a raporta	benachrichtigen/melden
a aplica	applizieren/anwenden
a aspira	absaugen
a aspira	einsaugen
a atinge fin	sanft berühren
a auzi	hören
a avea dificultăţi la urinare	Schwierigkeiten haben beim Urinieren

a avea dureri de spate	Rückenschmerzen haben
a avea mâncărime	jucken
a avea scaun	Stuhlgang haben
a avorta	abtreiben
a bandaja	bandagieren
a cădea	stürzen/fallen
a căsca	gähnen
a circumcide	beschneiden
a citi	lesen
a ciupi	zwicken
a clăti	spülen, ausspülen
a clipi	blinzeln/zwinkern
a concedia/a externa	entlassen
a confunda	verwechseln
a consulta	untersuchen
a crede	glauben
a creşte	wachsen
a curăţa	reinigen
a dăuna	schaden
a decide	entscheiden
a decontamina	dekontaminieren
a delira	außer sich sein
a depăşi (greutăţi)	bewältigen
a deranja	stören
a dezinfecta	desinfizieren
a digera	verdauen
a diminua	mindern
a documenta	dokumentieren
a dormi	schlafen
a efectua	durchführen/ausführen
a evalua	bewerten
a excreta/a elimina	ausscheiden/eliminieren

a experimenta	erfahren/erleben
a expira	ausatmen
a face cu ochiul/a clipi	zwinkern/blinzeln
a face duş	duschen
a face progrese	Fortschritte machen
a face raze Röntgen	röntgen
a fi atent	aufmerksam sein
a fi bine dispus	gut gelaunt sein
a fi blând	sanft sein
a fi cancerigen	kanzerogen/karzinogen sein
a fi confuz	verwirrt sein
a fi consternat	bestürzt sein
a fi conştient	(bei) Bewusstsein sein
a fi deprimat	deprimiert sein
a fi fericit	glücklich sein
a fi inconştient	bewusstlos sein
a fi informat	informiert werden/sein
a fi irascibil/nervos	reizbar/nervös sein
a fi îngrijorat	besorgt sein
a fi morocănos	mürrisch sein
a fi prost dispus	schlecht gelaunt sein
a fi responsabil	verantwortlich sein
a fi supărat	verärgert sein
a fi temător	verängstigt sein
a fi uşurat	erleichtert sein
a folosi/a aplica	anwenden/applizieren
a freca	einreiben
a freca	reiben
a furnica	prickeln/kribbeln
a gâfâi/a respira greu (la auscultaţia pulmonară)	hecheln/keuchen (bei Lungenauskultation)
a hiperventila	hyperventilieren
a hrăni	Essen verabreichen/füttern

a inciza	inzidieren
a include	einschließen/inkludieren
a infecta	infizieren
a informa	informieren
a inhala	inhalieren
a inhiba/a suprima	hemmen/unterdrücken
a inspecta	inspizieren
a inspira	einatmen
a introduce	einführen/einlegen
a izola	isolieren
a îndepărta/a elimina	entfernen
a înghiţi	schlucken
a înlocui	ersetzen
a înregistra	aufzeichnen
a întoarce/a răsuci	drehen/umdrehen
a înțelege greșit	missverstehen
a învinui	beschuldigen
a luxa	verstauchen
a mânca	essen
a merge de-a bușilea/ a merge în patru labe	krabbeln
a mesteca	kauen
a mirosi	riechen
a muri/a deceda	sterben
a muşca	beißen
a naşte	gebären/zur Welt bringen
a observa, a monitoriza	beobachten
a obstrucţiona/a împiedica	verhindern
a ovula	ovulieren
a păli/a deveni palid	blass/bleich (sein/werden)
a permite	erlauben
a picura	tropfen
a presa	pressen

a prescrie	verschreiben
a preveni	vorbeugen
a propune	vorschlagen
a proteja	schützen
a rade	rasieren
a raporta/a relata	berichten
a răsuci/a învârti	umdrehen
a reacționa la un medicament sau la un tratament	reagieren auf ein Medikament oder eine Behandlung
a reanima	reanimieren
a respira	Atmen
a reține/a ține strâns	zurückhalten/festhalten
a sângera	bluten
a scădea	senken
a schimba	ändern
a schimba	auswechseln
a scuipa	spucken
a se ameliora	besser werden
a se asfixia	ersticken
a se cicatriza	vernarben
a se descurca	zurechtkommen
a se deshidrata	dehydrieren
a se dezumfla/ a se reduce (edemul)	abschwellen
a se dizolva	auflösen
a se încrunta	Stirn runzeln
a se juli	schürfen
a se ocupa de/cu	(sich) beschäftigen mit
a se sinucide	Selbstmord begehen
a se trezi	aufwachen
a se uita cruciș	schielen
a se vindeca/a se reface	genesen/sich erholen
a seda	sedieren

a semna	unterschreiben
a simţi	fühlen
a slăbi	abnehmen
a sta pe propriile picioare	auf festen Beinen stehen
a steriliza	sterilisieren
a strânge din ochi	Augen zusammenkneifen
a substitui	substituieren
a suferi	leiden
a sufoca/a sugruma/ a avea senzaţie de vomă	würgen
a suprima/a inhiba	unterdrücken/hemmen
a supraveghea/a monitoriza	überwachen
a şchiopăta	hinken
a şopti	flüstern
a transfera un pacient	(einen) Patienten überweisen
a transpira	schwitzen
a trata	behandeln
a trăi	leben
a tremura	zittern
a tuşi	husten
a uita	vergessen
a umezi	anfeuchten
a urina/micţiona	urinieren
a vaccina	impfen
a vărsa, a vomita	erbrechen
a vindeca	heilen
a viola	vergewaltigen
a vorbi	reden
a(-şi) aminti	(sich) erinnern
abces	Abszess
abdomen	Abdomen/Bauch
abdominal	abdominal/abdominell
abilitate	Fertigkeit

ablactare/înţărcare	Abstillen
absent	abwesend
absenţa/încetarea ciclului menstrual/ amenoree	Ausbleiben der Regelblutung
absenţă	Abwesenheit
absorbant	Damenbinde
absorbante pentru incontinenţă	Inkontinenzvorlage
abstinenţă	Karenz (Verzicht auf etwas)
abuz	Missbrauch
ac de injecţie	Injektionsnadel
ac de perfuzie/canulă	Infusionsnadel/Kanüle
ac de puncţie lombară	Lumbalpunktionsnadel
ac de unică folosinţă	Einmalnadel
acadea	Lutscher
accident/incident	Unfall
acid ascorbic (vitamina C)	Ascorbinsäure (Vitamin C)
acut	akut
adaptare	Adaptation/Anpassung
adaptare	Anpassung/Adaptation
adecvat	adäquat/angemessen
adecvat	angemessen/adäquat
adenohipofiză	Adenohypophyse
aderenţă	Verwachsung
adipos	adipös/fettleibig
adipozitate	Adipositas/Fettleibigkeit
administraţie	Verwaltung
adult	Erwachsener
aerosol	Aerosol
afrodiziac	sexuell anregendes Mittel/ Aphrodisiakum
aglutinare	Agglutination
a-i fi frică de	Angst haben vor

ajutor	Hilfe
ajutor social	Sozialhilfe
alăptare	Stillen
albinism	Albinismus
albumină	Albumin
alcalin/bazic	alkalisch/basisch
alergen	Allergen
alergic	allergisch
alergie	Allergie
alveole	Alveolen
ambulanță	Kranken-/Rettungswagen Notfallwagen
amețeală	1. Benommenheit 2. Schwindel
amețit	benommen
amigdale/tonsile palatine	Mandeln/Tonsillen
amintire	Erinnerung
amnezie	Amnesie
amniocenteză	Fruchtwasserpunktion/ Amniozentese
amnioscopie	Fruchtwasserspiegelung/ Amnioskopie
amorțit	gefühllos/taub
amputare/ablație	Amputation/Ablation
anabolism	Anabolismus
anaerob	anaerob
anal	anal
analgezic	Analgetikum
analgezic	schmerzstillend/analgetisch
analgezie	Analgesie
analist biomedical	biomedizinischer Analytiker
analiză	Analyse
analiză de sânge	Blutprobe

analog	analog
anamneză	Anamnese
anatomie	Anatomie
anchiloză/înţepenire	Ankylose/Versteifung
anemic	anämisch
anemie	Anämie/Blutarmut
anestezie	Anästhesie
anestezie locală	Lokalanästhesie
anestezist/-ă	Anästhesist/-in
anevrism	Aneurysma
angină/amigdalită	Angina/Tonsillitis
anorexie	Anorexie
antagonist	antagonistisch
antebraţ	Unterarm
anterior	anterior
antibiotic	Antibiotikum
anticoagulare	Antikoagulation
anticoncepţional	Empfängnisverhütungs- mittel
anticorp	Antikörper
antidiabetic	Antidiabetikum
antidot	Antidot
antigen	Antigen
antisepsie	Antisepsis
antiseptic	antiseptisch
antrenament autogen	autogenes Training
anus	Anus
aortă	Aorta/Hauptschlagader
aortă abdominală	Aorta abdominalis/ Bauchschlagader
aparat	Gerät
aparat auditiv	Hörgerät
aparat dentar	Zahnspange

beri-beri (boală)	Beriberi
beţişoare cu vată	Wattestäbchen
biceps	Bizeps
bilateral	bilateral/beidseitig
bilă/fiere	Galle
biopsie	Biopsie
boală a copilăriei	Kinderkrankheit
boală ereditară	Erbkrankheit
boală gravă	schwere Krankheit
boală infecţioasă	Infektionskrankheit
boli anterioare	frühere Krankheiten
braţ	Arm/Oberarm/Brachium
bronhii	Bronchien
bronşită	Bronchitis
bufeu	Hitzewallung
bulbul rahidian	Medulla oblongata/ verlängertes Mark
bulimie	Bulimie/Ess-Brech-Sucht
burete	Schwamm
buric/ombilic	Nabel
butelie de oxigen	Sauerstoffflasche
buza inferioară	Unterlippe
buză superioară	Oberlippe
bypass	Bypass
C	
cabinet	Sprechzimmer
cabinet medical	Arztpraxis
cadru de mers	Gehgestell/Gehhilfe
cadru de mers cu roţi	Rollator
calm	ruhig
cameră de consultaţie	Untersuchungsraum/ Behandlungszimmer

cameră de trezire	Aufwachraum
canal auditiv	Gehörgang
canal lacrimal	Tränenkanal
cancer	Krebs
candidoză	Soor
canin	Eckzahn
canulă de oxigen	Sauerstoffkanüle
canulă/ac de perfuzie	Kanüle/Infusionsnadel
capacitate	Fähigkeit
capsulă	Kapsel
carantină	Quarantäne
card de asigurare	Versicherungskarte/ E-Card
cardiac	kardial/das Herz betreffend
cardiolog	Kardiologe
cardiologie	Kardiologie
cardiovascular	kardiovaskulär
carie	Karies
carte de identitate	Ausweis
cartilaj tiroidian	Schildknorpel
castrare	Kastration
catabolism	Katabolismus
cataplasmă	Kataplasma
cateter cateter de unică folosință cateter permanent cateter urinar permanent	Katheter Einmalkatheter Dauerkatheter Blasendauerkatheter
cation	Kation
cauzal	kausal
cauză	Ursache
cavitate nazală	Nasenhöhle
cavitate uterină	Gebärmutterhöhle
cavitatea timpanică	Paukenhöhle

căderea părului/alopecie	Haarausfall
călcâi	Ferse
călduț	lauwarm
cămașă de noapte	Nachthemd
cămin de copii	Kinderheim
cămin de îngrijire	Pflegeheim
cămin pentru persoane cu dizabilități	Behindertenwohnheim
cămin pentru tineri adulți	Wohnheim für junge Erwachsene
cântar	Waage
cârjă	Krücke
ce pune în pericol viața	lebensbedrohend
ceafă	Nacken
cearșaf	Bettlaken/Leintuch
cec	Blinddarm
cecitate	Blindheit
central	zentral
centru de îngrijire de zi pentru...	Tagespflegezentrum für ...
centru de primiri urgențe	Unfall- und Notfallambulanz
cerebel/creierul mic	Cerebellum/Kleinhirn
cerebral	cerebral/zerebral
cerință	Anforderung
cervix	Zervix
cervix/col uterin	Cervix uteri/Zervix/ Gebärmutterhals
cezariană	Kaiserschnitt
cheag de sânge	Blutgerinnsel
chelie	Glatze
chiropractician	Chiropraktiker/-in
chirurg	Chirurg/-in
chirurgie	Chirurgie
chirurgie de zi	Tageschirurgie
chist	Zyste

chiuvetă	Waschbecken
cianotic	zyanotisch
cianoză	Zyanose
cicatrizat	vernarbt
ciclic	zyklisch
cilindru de măsurare	Messzylinder
ciocan pentru testarea reflexelor	Reflexhammer
ciorapi compresivi/ antitrombotici	Anti-Thrombose-Strümpfe/ Kompressionsstrümpfe
circulaţie	Kreislauf
circumcizie	Zirkumzision/Beschneidung
circumferinţă	Umfang
ciroză	Zirrhose
citologie	Zytologie
ciupercă/fung	Pilz
claviculă	Clavicula/Schlüsselbein
clemă	Klemme
cleşte	Zange
climacteriu/menopauză	Klimakterium
clinic	klinisch
clinică	Klinik
clitoris	Klitoris
clor	Chlor
coagulare sangvină	Blutgerinnung
coagulaţie	Koagulation/Gerinnung
coapsă	Oberschenkel
coccis	Steißbein
codeină	Kodein
cognitiv	kognitiv
col femural	Collum femoris/ Oberschenkelhals
colesterol	Cholesterin
coloană vertebrală	Wirbelsäule/Rückgrat

coloană vertebrală lombară	Lendenwirbelsäule
coloană vertrebrală cervicală/ vertebră cervicală	Halswirbelsäule/Halswirbel
colon c. ascendent c. descendent c. sigmoid c. transvers	Colon/Dickdarm C. ascendens C. descendens C. sigmoideum C. transversum
colonoscopie	Koloskopie
colţul gurii	Mundwinkel
comă	Koma
comoţie cerebrală	Gehirnerschütterung
compasiune	Mitgefühl
compatibil	kompatibel
compensare	Kompensation
compresă	Kompresse
concediere/externare	Entlassung
concediu de maternitate	Karenz (Mutterschaftsurlaub)
concepţie	Empfängnis
condoleanţe	Beileid
confidenţial	vertraulich
confuzie	Verwechslung
conjunctivă	Bindehaut
consimţământ în cunoştinţă de cauză	informierte Einwilligung
consimţământ/acord	Einwilligung
consistenţă	Konsistenz
constipaţie	Verstopfung/Obstipation
constricţie	Konstriktion
consult/consultaţie	Untersuchung
conştient	bei Bewusstsein
contagios	kontagiös
contaminare	Kontamination

continență	Kontinenz
contracepţie metodă de contracepţie	Antikonzeption/Kontrazeption/ Empfängnisverhütung
contracţie	Kontraktion
contracţii uterine în travaliu	Wehen
control profilactic	Vorsorgeuntersuchung
contuzie	Prellung
convulsie/crampă	Krampf
copil (pl. copii)	Kind (Pl. Kinder)
copil mic	Kleinkind
copilărie	Kindheit
cornee	Cornea/Hornhaut
coronar	koronar
corp cavernos	Schwellkörper
corp vitros	Glaskörper
cortex cerebral	Hirnrinde
cortizon	Cortison
coş (acnee)	Pickel
coşmar	Albtraum
coşul pieptului/ cutie toracică/torace	Brustkorb/Thorax
cot	Ellbogen
cranian	Schädel-/kranial
craniu	Schädel
credinţă/convingere	Glaube
creier	Gehirn
creierul mare	Großhirn/Cerebrum
creierul mic/cerebel	Kleinhirn
creştere	Wachstum
criză	Krise
criză/acces/atac	Anfall/Attacke
cromozom	Chromosom
cronic	chronisch

cruce/coloană	Kreuz
crustă	Schorf
cu dizabilităţi mentale	geistig beeinträchtigt
cubitus/ulna	Elle
cucui	Beule
cumulare	Kumulation
curativ	kurativ
curbă de temperatură	Fieberkurve
curbura … coloanei vertebrale toracale … coloanei vertebrale cervicale … coloanei vertebrale lombare	Krümmung … der Brustwirbelsäule … der Halswirbelsäule … der Lendenwirbelsäule
curbură pelvină	Beckenkrümmung
D	
data (calculată) a naşterii	(errechneter) Geburtstermin
daună	Schaden
debridare/toaleta rănii/ necrectomie	Débridement/Wundtoilette/ Nekrektomie
decizie	Entscheidung
declaraţie de consimţământ	Einverständniserklärung (OP)
decontaminare	Dekontamination
defecaţie	Defäkation
defibrilator	Defibrillator
deficit/lipsă	Mangel
degenerare	Degeneration
deget	Finger
deget de la picior	Zehe
degetul mic/auricular	kleiner Finger
degetul mijlociu/medius	Mittelfinger
delicat/dificil	heikel
delir	Delirium
demenţă	Demenz

dependent de	abhängig von/süchtig nach
dependență	Abhängigkeit/Sucht
depresie	Depression
depresiv	depressiv
dermatită	Dermatitis
dermatolog/dermatoloagă	Dermatologe/-in
dermatologie	Dermatologie
dermatoză	Dermatose
des/frecvent	häufig
deshidratare	Dehydration
despicătura vălului palatin/ palatoschizis	Gaumenspalte
dextroză	Dextrose
dezinfecție	Desinfektion
dezvoltare	Entwicklung
diabet	Diabetes
diabetician	Diabetiker/-in
diafragmă	Diaphragma
diagnostic	Diagnose
dializă	Dialyse
diametru	Durchmesser/Diameter
diapazon	Stimmgabel
diaree	Durchfall
diastolă	Diastole
dietă/regim	Diät
dietolog/dietoloagă/ nutriționist/nutriționistă	Diätologe/-in
difuz	diffus
difuziune	Diffusion
digestie	Verdauung
dilatare	Dilatation/Erweiterung
disc intervertebral	Discus/Bandscheibe
disfuncție	Dysfunktion/Fehlfunktion

dislocaţie	Dislokation
dispenser pentru ace	Nadelspender
dispoziţie	Laune
diuretic	1. Diuretikum 2. diuretisch/entwässernd
diureză	Diurese
documentaţia privind pacientul	Krankenunterlagen
documentaţie	Dokumentation
doliu	Trauer
dominant	dominant
dorsal	dorsal/rückwärts
dosar medical/anamneză	Krankenakte/-geschichte
dosul palmei	Handrücken
dozator de aerosol	Dosieraerosol
doză letală	letale Dosis
drenaj	Drainage
drenaj chirurgical	chirurgische Drainage
drog	Droge
duere chinuitoare	quälender Schmerz
dulap în vestiar	Spind/Schließfach
duoden	Zwölffingerdarm
durere durere acută/junghi durere de dinţi durere pulsatilă durere puternică durere surdă dureri de cap/cefalee dureri în gât/inflamaţie a gâtului	Schmerz krampfartiger Schmerz Zahnschmerz pulsierender Schmerz starker Schmerz dumpfer Schmerz Kopfschmerzen Halsschmerz/Halsentzündung
E	
echimoză/hematom	Bluterguss/Hämatom
ecocardiografie	Echokardiographie

ecuson	Namensschild
electrocardiogamă (ECG/EKG)	Elektrokardiogramm (EKG)
electroencefalogramă (EEG)	Elektroenzephalographie (EEG)
electroliţi	Elektrolyte
eliminare	Behebung/Eliminierung
eliminarea deşeurilor	Abfallentsorgung
eliminarea durerii	Schmerzausschaltung
embolie	Embolie
embrion	Embryo
embriopatie	Embryopathie
emetic/vomitiv	Emetikum
eminenţa hipotenară	Kleinfingerballen
emisferă	Hemisphäre
empatie	Einfühlungsvermögen/Empathie
empiric	empirisch
endemie	Endemie
endocrinologic	endokrinologisch
endocrinologie	Endokrinologie
endogen	Endogen
endoscop	Endoskop
endoscopie	Endoskopie
entorsă/luxaţie	Zerrung/Verstauchung
enzimă	Enzym
eozinofilie	Eosinophilie
epicard	Epikard
epidemie	Epidemie
epidermă/piele	Epidermis/Oberhaut
epididim	Nebenhoden
epiglotă	Kehldeckel/Epiglottis
epilepsie	Epilepsie
epuizare/extenuare/ fatigabilitate	Fatigue/Erschöpfung
epuizat	erschöpft

ereditar/înnăscut/congenital	hereditär/erblich/angeboren
ergonomie	Ergonomie
ergoterapie	Ergotherapie
erupţie cutanată	Ausschlag/Hautausschlag
escară de decubit	Dekubitus/Druckgeschwür
esofag	Ösophagus/Speiseröhre
estimare	Einschätzung
etiologie	Ätiologie
euforie	Euphorie
eutanasie	Euthanasie
evaluare	Bewertung
exacerbare	Exazerbation
excizie	Exzision/Wundausschneidung
excrement	Exkrement
excreţie	Ausscheidung
expectorant	Expektorantium
experienţă	Erfahrung
extindere	Erweiterung
extracţie	Extraktion
extravertit	extrovertiert
extremităţi	Extremitäten
F	
facial	facialis/fazial
facies/faţă	Facies/Gesicht
facultativ	fakultativ
falangă	Fingerglied
faringe	Rachen/Rachenhöhle
farmacie	Apotheke
farmacist/-ă	Apotheker/-in
farmacologie	Pharmakologie
faţă	Gesicht

fără suflu/dispneic	außer Atem
făt	Fetus/Fötus
febră	Fieber
febril	febril/fiebrig
fecale	Fäkalien
feedback/reacţie	Feedback/Rückmeldung
feminin	feminin
feminin	weiblich
femur	Oberschenkelknochen
fertil	fruchtbar/fertil
fertilitate	Fertilität
fertilizare	Fertilisation/Befruchtung
fesierul mare	großer Gesäßmuskel
fibrină	Fibrin
fibrinogen	Fibrinogen
fibroză	Fibrose
fibulă	Wadenbein
ficat	Leber
final/terminal	final/terminal
fiolă	Ampulle
fitoterapie	Phytotherapie
fiziologic	physiologisch
fiziologie	Physiologie
flanc	Flanke
flush cutanat/eritem	Flush/Erröten
foarfecă	Schere
fobie	Phobie
fontanelă	Fontanelle
fosă poplitee	Kniekehle
fractură	Fraktur/Knochenbruch
fraţi şi surori	Geschwister
frecvenţă cardiacă	Pulsschlag

frică	Angst/Furcht
frisoane	Schüttelfrost
frotiu/ştergerea ţesutului în vederea recoltării probelor biologice (exudat faringean, examenul Papanicolau)	Abstrich
fructoză/levuloză	Fruktose/Lävulose
frunte	Stirn
fungicid	Fungizid
furie	Wut
furios	wütend
furuncul	Furunkel
G	
gambă	Wade
gangrenă	Gangrän
gardă/tură	Schicht
gastrită	Gastritis
gastroscopie	Gastroskopie
gât	Hals
geamăn	Zwilling
geană	Wimper/Zilie
gemeni siamezi	siamesische Zwillinge
genă	Gen
generalizat	generalisiert
genetic	genetisch
geneză	Genese
genunchi	Knie
geriatrie	Geriatrie
germen	Keim
gerontolog/-oagă	Gerontologe/-in
gerontologie	Gerontologie
ghips	Gips

ginecolog/-oagă	Gynäkologe/-in
ginecologie	Gynäkologie
gingie	Zahnfleisch
gland penian	Eichel/Glans
glanda Cowper	Cowper-Drüse
glandă	Drüse
glandă parotidă	Ohrspeicheldrüse/Parotis
glandă sudoripară	Schweißdrüse
glandă suprarenală	Glandula suprarenalis/ Nebenniere
glandă tiroidă	Thyreoidea/Schilddrüse
glicogen	Glykogen
glob ocular	Augapfel
glucoză/dextroză	Glukose/Dextrose
grad	Grad
gras/gros	dick
gras/uleios	fettig/ölig
graviditate/sarcină	Gravidität/Schwangerschaft
greață (cuiva îi e greață)	Übelkeit (jemandem ist übel)
greutate a slăbi a se îngrășa	Gewicht Gewicht abnehmen Gewicht zunehmen
grijă	Sorge
gură	Mund
gută	Gicht
H	
halat	Kittel
halat de baie	Bademantel
halucinație	Halluzination
hematie/eritrocit/globulă roșie	rotes Blutkörperchen
hematocrit	Hämatokrit
hematom subcutan	subkutaner Bluterguss

hemoglobină	Blutfarbstoff/Hämoglobin
hemoragie masivă	massive Blutung
hemoroizi	Hämorrhoiden
hepatită	Hepatitis
hermafrodit	Hermaphrodit
hernie	Hernie
herpes	Herpes
hipercheratoză	Hyperkeratose
hipercolesterolemie	Hypercholesterinämie
hiperemeza de sarcină/ hiperemeza gravidică	Hyperemesis gravidarum/ extreme Schwangerschafts-übelkeit
hiperglicemie	Hyperglykämie/Überzucker
hipertermie	Hyperthermie
hiperton	Hypertonus
hipertonie	Hypertonie
hiperventilaţie	Hyperventilation
hipofiză	Hypophyse
hipoglicemie	Hypoglykämie/Unterzucker
hipoxie	Hypoxie
histerectomie	Hysterektomie
histologie	Histologie
holeră	Cholera
holistic	holistisch
hrană solidă	feste Nahrung
humerus/osul braţului	Humerus/Oberarmknochen
I	
igienă	Hygiene
implant	Implantat
impotent	impotent
impuls	Drang
imun	immun

imunitate	Immunität
in vitro	in vitro
in vivo	in vivo
inacceptabil	unannehmbar
inapetenţă/ lipsa poftei de mâncare	Appetitlosigkeit
incisiv	Schneidezahn
incizie	Inzision/Einschnitt
incompatibil	inkompatibel
incontinenţă	Inkontinenz
incubator	Inkubator
incurabil	inkurabel/unheilbar
indicator	Indikator
indispoziţie	Unwohlsein
inelar	Ringfinger
infarct	Infarkt
infecţie	Infektion
infecţie nosocomială/ intraspitalicească	nosokomiale Infektion
infecţie urinară/cistită	Blasenentzündung
infecţios	infektiös
inferior	inferior
infertilitate/sterilitate	Infertilität/Unfruchtbarkeit
inflamaţie	Entzündung
inflamaţie a ficatului/hepatită	Leberentzündung
influenza/gripă	Influenza
infuzie/perfuzie	Infusion
inhalaţie	Inhalation
inhibitor	Inhibitor
inimă	Herz
iniţial	initial
injecţie	Injektion/Spritze
insomnie	Schlaflosigkeit

inspecţie	Inspektion
instrument	Instrument
instrument	Werkzeug/Hilfsmittel
instrument/ajutor	Hilfsmittel
insuficienţă	Insuffizienz
insuficienţă renală	Niereninsuffizienz
insulină	Insulin
insuportabil	unerträglich
intenţie	Intention/Absicht
interdisciplinar	interdisziplinär
intermitent	intermittierend
internist/-ă	Internist/-in
intestin	Intestinum/Darm
intestinal	intestinal/den Darm betreffend
intestinul gros/colon	Dickdarm
intestinul subţire	Dünndarm
intimitate	Intimsphäre
intoleranţă	Intoleranz/Unverträglichkeit
intoleranţă la lactoză	Laktoseintoleranz
intoxicaţie	Intoxikation
intracelular	intrazellulär
intramuscular	intramuskulär
intravenos	intravenös
introvertit	introvertiert
intubaţie	Intubation
invaziv	invasiv
ion	Ion
ireversibil	irreversibel
irigare sangvină	Durchblutung
iris	Iris
în viaţă/viu	lebend
încălzire	Heizung

încheietura/articulaţia mâinii	Handgelenk
încordare	Versteifung
îndepărtarea acului	Nadelbeseitigung
îndepărtarea firelor de sutură	Fadenentfernung
înfometat	hungrig
îngrijire bazată pe dovezi	evidence-based nursing (EBN)
îngrijire la domiciliu	häusliche Pflege
îngrijitor/asistent medical cu diplomă de specialitate	diplomierte Gesundheits- und Krankenpflegeperson
înmormântare	Beerdigung/Begräbnis
însărcinată/gravidă	schwanger
însetat	durstig
înspăimântător	beängstigend
înţepătură (de insectă)	Stich (Insekten-)
înţepătură usturătoare	brennender Stich
J	
jejun	Jejunum/Leerdarm
jet urinar intermitent	tropfenweiser Urinabgang
joule (unitate de măsură)	Joule
julitură	Schürfwunde
junghi	stechender Schmerz
juvenil/adolescentin	juvenil/jugendlich
L	
la nivelul stomacului	Magengegend/Bauchgegend
labial	labialis/die Lippen betreffend
labii	Schamlippen
labirint	Labyrinth
laborator	Labor
lactaţie	Laktation
lactoză	Laktose
lanternă	Taschenlampe

laparoscopie	Laparoskopie
laparotomie	Laparotomie
laringe	Kehlkopf/Larynx
laringoscop	Laryngoskop
latent	latent
lateral	lateral
lavaj/spălare	Lavage/Spülung
laxativ	Laxativ/Abführmittel
legastenie/dislexie	Legasthenie
lenjerie intimă	Unterwäsche
lentilă	Linse
lentilă de contact	Kontaktlinse
lepră	Lepra
leşin	Ohnmachtsanfall
letal/mortal	letal
letargic	lethargisch
letargie	Lethargie
leucemie	Leukämie
leucocite	Leukozyten
levuloză/fructoză	Lävulose/Fruchtzucker
leziune/accidentare	Läsion/Verletzung
libido	Libido
lichid	1. flüssig 2. Flüssigkeit
ligament	Ligament/Band
ligament colateral medial/ ligament intern	Innenband
ligament lateral al genunchiului sau gleznei	Außenband
limbă	Zunge
limfocite	Lymphozyten
liniile palmei	Handlinien
lipide	Lipide

lobul urechii	Ohrläppchen
localizat	lokalisiert
logoped/-ă	Logopäde/-in
logopedie	Logopädie
loțiune	Lotion
lubrifiant	Gleitmittel
lucid/pe nemâncate/à jeun	nüchtern
lumbago	Hexenschuss
luxație	Luxation
M	
m. (mușchi) m. abductor scurt biceps bicepsul femural m. brahioradial m. gastrocnemian m. pătrat pronator m. rotund pronator m. drept femural m. solear m. sternocleidomastoidian m. rotund mare m. tibial anterior m. vast lateral m. vast medial	M. (Musculus, Muskel) M. abductor brevis M. biceps M. biceps femoris M. brachioradialis M. gastrocnemius M. pronator quadratus M. pronator teres M. rectus femoris M. soleus M. sternocleidomastoideus M. teres major M. tibialis anterior M. vastus lateralis M. vastus medialis
macroscopic	makroskopisch
mahmureală (a fi mahmur)	Kater (einen Kater haben)
malabsorbție	Malabsorption
malformație congenitală	angeborene Missbildung
malign	maligne/bösartig
mamelon	Brustwarze/Mamilla
manie	Manie

manifest	manifest
manometru	Manometer
manşeta tensiometrului	Blutdruckmanschette
manual	manuell
masă de consultaţie	Untersuchungstisch
masă de înfăşat bebeluşi	Babywickeltisch
masculin	maskulin
maternitate	Entbindungsklinik/ Entbindungsstation
maxilar	Kiefer
maxilarul inferior/mandibulă	Unterkiefer
maxilarul superior	Oberkiefer
măduva spinării	Rückenmark
mănuşă	Handschuh
mănuşă de protecţie/de gumă	Gummihandschuh
mărit/sporit	vergrößert
măsuţă	Beistelltisch
mătreaţă	Schuppen
mână	Hand
mâncare	Essen
mânie	Zorn
mânios	zornig
medic medic de familie medic generalist medic practician medic specialist	Arzt/Ärztin Hausarzt/-ärztin Allgemeinmediziner/-in praktische/-r Arzt/Ärztin Facharzt/-ärztin
medicament	Arzneimittel/Medikament
medicament generic	Generikum
medicină bazată pe dovezi	evidence-based medicine (EBM)/ evidenzbasierte Medizin
medicină internă	innere Medizin
melc	Schnecke

memorie	Gedächtnis/ Erinnerungsvermögen
menarhă/prima menstruaţie	Menarche
menopauză	Menopause
menstruaţie	Menstruation
mers	Gang
metabolic	metabolisch
metabolism	Metabolismus
metencefal	Hinterhirn
mialgie/dureri musculare	Myalgie/Muskelschmerzen
microorganisme/microbi	Mikroorganismen/Mikroben
microscopic	mikroskopisch
miocard/muşchiul inimii	Myokard/Herzmuskel
miocardită	Myokarditis
miom	Myom
miometru	Myometrium
miopie	Myopie/Kurzsichtigkeit
miros	Geruch
moarte cerebrală	Hirntod
moarte clinică	klinischer Tod
moarte/deces	Tod
moaşă	Hebamme, Geburtshelfer/-in
mobil	mobil
mobilitate	Beweglichkeit
mobilizare	Mobilisation
mobilizare precoce	Frühmobilisation
mobilizarea bolnavului	Krankenbeförderung
molipsitor/contagios	ansteckend/kontagiös
monitorizare/supraveghere	Monitoring/Überwachung
monozaharide	Monosaccharide
morfologie	Morphologie
morfopatolog/-oagă	Pathologe/-in
mort/decedat	tot

motiv	Grund
mucoasa gastrică	Magenschleimhaut
mucoasă	Mukosa/Schleimhaut
mucoasă uterină	Gebärmutterschleimhaut
mucolitic	schleimlösendes Mittel
multiplu	multipel
mulţime	Menge
muntele lui Venus	Schamberg
mustaţă	Schnurrbart
muşchi muşchi abductor muşchi deltoid muşchi extensor muşchi extensor muşchi flexor muşchi intercostal muşchii ochilor/muşchii oculari muşchii spatelui muşchiul croitor muşchiul fesier mijlociu muşchiul flexor radial al carpului muşchiul pectoral mare muşchiul trapez	Muskel Abduktor Deltamuskel Extensor/Streckmuskel Streckmuskel/Extensor Beugemuskel/Flexor Rippenmuskel Augenmuskeln Rückenmuskel Schneidermuskel mittlerer Gesäßmuskel radialer Handbeuger großer Pectoralis Trapezmuskel/Trapezius
mutaţie	Mutation
N	
n. (nerv) n. facial n. vag	N. (Nervus) N. facialis N. vagus
nară	Nasenloch
narcoză	Narkose
nas	Nase
naştere	Geburt
naştere cu făt mort	Totgeburt

naştere in prezentaţie pelviană	Steißgeburt
nebulizator	Nebulisator
necroză	Nekrose
nefrolog/-oagă	Nephrologe/-in
nefrologie	Nephrologie
neg	Warze/Verruca
neîngrijit	ungepflegt
neînţelegere	1. Missverständnis 2. Unverständnis
neonatal	neonatal
neonatologie	Neonatologie
neplăcere	Unannehmlichkeit
neplăcut	unangenehm
nerv auditiv	Gehörnerv
nerv optic	Sehnerv
nesigur 1. fără încredere în sine 2. care nu e în siguranţă	unsicher 1. nicht selbstbewusst 2. gefährdet
neted	glatt
neuralgie	Neuralgie
neurochirurg	Neurochirurg/-in
neurolog/-oagă	Neurologe/-in
neurologie	Neurologie
nev/aluniţă	Muttermal
nevăzător	blind
nevoie	Bedürfnis
nidaţie	Nidation/Einnistung
nivel ridicat al glicemiei	erhöhter Blutzuckerspiegel
nod	Knoten/Vergrößerung
nonverbal	nonverbal
noptiera pacientului	Nachtkästchen des Patienten
nou-născut	Neugeborenes
nou-născut prematur	Frühchen/Frühgeborenes

nucleu	Nucleus
nutritiv	nutritiv/nahrhaft
O	
oală de noapte	Bettschüssel/Bettpfanne
oase carpiene	Handwurzelknochen
oase metatarsiene	Mittelfußknochen
oase pelviene	Beckenknochen
oase tarsiene	Fußwurzelknochen
obezitate	Fettleibigkeit
obicei	Gewohnheit
obligatoriu	obligatorisch
obraz	Wange
obstetrică	Geburtshilfe
obstructive	obstruktiv
ochelari	Brille
ochi	Auge
ocluziune intestinală/ileus	Darmverschluss/Ileus
ocult	okkult
odihnă/relaxare	Erholung
oftalmolog/-oagă	Ophthalmologe/in, Augenarzt/-ärztin
oftalmologie	Ophthalmologie
oftalmoscop	Augenspiegel
oglindă	Spiegel
oligurie	Oligurie
omoplat	Schulterblatt
oncologie	Onkologie
optician	Augenoptiker/-in
oral	oral
orbită	Orbita
organ	Organ
organe genitale	Genitalien/Geschlechtsorgane

orteză cervicală	Halskrause/Nackenstütze
ortoped	Orthopäde/-in
ortopedie	Orthopädie
os coxal	Os coxae
os iliac	Darmbein/Ilium/Os ilium
os nazal	Nasenbein
os occipital	Hinterhauptbein
os sacru/sacral	Os sacrum/Kreuzbein
os temporal	Os temporale/Schläfenbein
os tibial	Schienbeinknochen
os zigomatic	Wangenknochen
oscioarele urechii: ciocan, nicovală, scăriță	Gehörknöchelchen: Hammer, Amboss, Steigbügel
osmolaritate	Osmolarität
otită	Ohrenentzündung/Otitis
otorinolaringolog/ORL-ist	Hals-Nasen-Ohren-Arzt
otoscop	Otoskop/Ohrenspiegel
ovar	Ovar/Eierstock
ovulație	Ovulation/Eisprung
P	
pacient fricos	ängstlicher Patient
palat	Gaumen
palatul dur	harter Gaumen
paliativ	palliativ
palmă	Handfläche
palpabil	palpabel
palpare	Palpation
pancreas	Pankreas
pandemie	Pandemie
paradox	paradox
paralizie	Paralyse/Lähmung
parametru	Parameter

paraplegie	Paraplegie
parazit	Parasit
parodontoză	Parodontose/Paradontitis
paroxistic	paroxysmal
partea dorsală a limbii	Dorsum/Zungenrücken
parţial	partiell
pastă de dinţi	Zahnpasta
pat ajustabil	verstellbares Krankenbett
pata oarbă	blinder Fleck
patofiziologie	Pathophysiologie
patogen	pathogen
patogeneză	Pathogenese
patologic	pathologisch
patologie	Pathologie
pavilionul urechii	Ohrmuschel
păduche (pl. păduchi)	Laus (Pl. Läuse)
păr	Haar
păr pubian	Schambehaarung
părere/opinie	Meinung
pătură	Decke
pântec	Unterleib
pediatrie	Pädiatrie
pediatru	Kinderarzt/-ärztin
pedichiurist/-ă	Fußpfleger/-in
pelvis	Pelvis
penetrare	Penetration
pensetă	Pinzette
percutan	perkutan
perforare	Perforation
perfuzie	Perfusion
perfuzor/pompă de perfuzie	Perfusor/Infusionspumpe
pericard	Perikard/Herzbeutel

pericol/care pune viaţa în pericol	Gefährdung/lebensbedrohend
periculos	gefährlich
perie de păr	Haarbürste
periferic	peripher
periferie	Peripherie
perineu	Damm
perioadă de incubaţie	Inkubationszeit
periost	Periost/Knochenhaut
peritonită	Peritonitis/Bauchfellentzündung
periuţă de dinţă	Zahnbürste
permanent	permanent
pernă	Kopfkissen
pernă de încălzire	Heizkissen
persoană grasă/supraponderală	dicke Person
personal	persönlich
personal de îngrijire	Pflegepersonal
personal/angajaţi	Personal/Belegschaft
perucă	Perücke
piatră la rinichi/calcul renal	Nierenstein
picătură/strop	Tropfen
picioare în O/genu varum/ picioare in paranteză	O-Beine
picioare în X/genu valgum	X-Beine
picior	Bein
picior strâmb	Klumpfuß
picior/laba piciorului	Fuß (Pl. Füße)
piele	Dermis/Haut
piept/sân	Brust
pieptăn	Kamm
pierdere de epidermă	Verlust der Oberhaut
pierderea auzului	Hörsturz/Hörverlust
pijama	Schlafanzug
pilulă/pastilă	Pille

pistrui/efelide	Sommersprossen
placentă	Plazenta
plachete sangvine/trombocite	Blutplättchen/Thrombozyten
plagă/rană deschisă	Platzwunde
plasmă	Plasma
plasmă sanguină	Blutplasma
plasture	Pflaster
platfus	Plattfuß (Pl. Plattfüße)
plămâni	Lungen
pleoapă	Augenlid
pleură	Brustfell
plex	Plexus
pneumonie	Lungenentzündung
police/degetul mare de la mână	Daumen
poliomielită	Poliomyelitis/Kinderlähmung
polip	Polyp
politraumă	Polytrauma
pompă de perfuzie/infuzomat	Infusionspumpe/Infusomat
pompă de sân	Brustpumpe
post partum	postpartal/post partum
postoperator	postoperativ
poziționare	Einstellung
prenatal	pränatal
preoperator	präoperativ
prepuț	Vorhaut
presiune	Druck
presiune arterială	Blutdruck
preventiv	präventiv
prevenție	Prävention/Vorbeugung
prim ajutor	Erste Hilfe
primar	primär
primire de urgențe	Notfallaufnahme

probă de urină	Urinprobe
procedură	Prozedur
proces	Prozess
proctolog/-oagă	Proktologe/-in
proctologie	Proktologie
(produs) de unică folosință	Einweg-(Produkt)
profilactic	prophylaktisch
profilaxie	Prophylaxie
prognoză	Prognose
proprietate/lucruri personale	Eigentum/persönliche Sachen
prosop	Handtuch
prostată	Prostata/Vorsteherdrüse
protecție pentru patul de consultație	Auflage für die Untersuchungsliege
protecție saltea	Matratzenschoner
proteină	Protein
proteză de picior	Beinprothese
proteză/implant	Prothese/Implantat
prurit/mâncărime	Juckreiz/Pruritus
psihiatrie	Psychiatrie
psihiatru/-ă	Psychiater/-in
psihic	Psyche
psiholog/-oagă	Psychologe/-in
psihologie	Psychologie
psihoterapeut/-ă	Psychotherapeut/-in
psihoză	Psychose
pubertate	Pubertät
pubis	Schambein
pulbere	Pulver
pulmonar	pulmonalis/pulmonal/ die Lunge betreffend
puls	Puls
puncție	Punktion

pungă pentru stomă	Stomabeutel/Stomasack
pupilă	Pupille
puroi	Eiter
purulent/supurat	eiternd/eitrig
purulență	Purulenz/Eiterbildung
pustulă	Pustel
putere	Stärke
puternic/grav	stark/ernst
R	
racord de oxigen	Sauerstoffanschluss
radiografie	Röntgenbild
radiolog/-oagă	Radiologe/-in
radiologie	Radiologie
radius	Speiche
rană infectată	infizierte Wunde
rană purulentă/supurată	eitrige Wunde
rană/plagă	Verletzung
raport sexual	Geschlechtsverkehr
rațional	vernünftig
rază Röntgen	Röntgenstrahl
răgușit	heiser
răspândire/extindere	Verbreitung/Ausbreitung
reabilitare	Rehabilitation/Reha
reacție/feedback	Rückmeldung/Feedback
reanimare	Reanimation
rece	kühl/kalt
receptor	Rezeptor
recidivant	rezidivierend
recidivă	Rezidiv
recipient	Behälter
recipient pentru urină	Urinbehälter/-flasche

reconvalescență	Rekonvaleszenz
rect	Rektum
rectal	rektal
rectoscop	Rektoskop
rectoscopie	Rektoskopie
reflex de vomă	Würgereflex
regresie	Rückbildung
relaxant	Relaxans
relaxare	Relaxierung/Relaxation
relevant/semnificativ	relevant/bedeutend
renal	renal
resorbție	Resorption
respirator	respiratorisch
respirație	Atem/Atmung
retenție	Retention
retenție urinară	Harnretention
retină	Netzhaut
rețetă	Rezept/Verordnung
reversibil	reversibel
rezistență	Resistenz
rezultat	Befund/Ergebnis
rezultat	Ergebnis/Befund
rid	Falte (Hautfalte)
ridicat	erhöht
rinichi	Nieren
risc de escară de decubit	Dekubitusrisiko
risc pentru sănătate	Gesundheitsrisiko
rotulă/patelă	Kniescheibe/Patella
rubeolă	Rubeola/Röteln
rudă apropiată	nächster Verwandter
ruletă/centimetru	Maßband
ruptură	Ruptur

S	
sală de operație	OP-(Raum)
sală de ședere pentru pacienți	Patientenaufenthaltsraum
salivă	Saliva/Speichel
salon de îngrijire	Pflegeraum
salon pentru 2 persoane (salon cu două paturi)	Patientenzimmer für 2 Personen (Zweibettzimmer)
salon pentru 3-6 persoane (salon cu mai multe paturi)	Patientenzimmer für 3 bis 6 Personen (Mehrbettzimmer)
salon pentru sugari	Säuglingszimmer
salon pentru un pacient	Patienteneinzelzimmer
saltea	Matratze
saltea antiescare	Anti-Dekubitus-Matratze
sanitar	Sanitäter/-in
sarcină	Schwangerschaft
sarcină abdominală	Abdominalgravidität/ Bauchhöhlenschwangerschaft
sarcină tubară	Tubargravidität/ Eileiterschwangerschaft
sănătate	Gesundheit
sănătos	gesund
sân	Mamma/Brust
sânge	Blut
sânge, contaminat cu...	Blut, kontaminiert mit ...
sângerare intermenstruală	Schmierblutung
scalp	Kopfhaut
scalpel/bisturiu	Skalpell
scarlatină	Scarlatina/Scharlach
scaun	Stuhl
scaun cu oală de noapte	Nachtstuhl
scaun de toaletă	Toilettenstuhl
scaun pentru cadă	Badewannensitz
schelet	Skelett

schimb de gardă/tură	Schichtwechsel
schizofrenie	Schizophrenie
scleră	Sklera
scobitura tălpii	Fußgewölbe
scolioză	Skoliose
scorbut	Skorbut
scrot	Skrotum/Hodensack
scutec	Windel
scuză/scuze	Entschuldigung
seboree	Seborrhö
secreţie	Sekret/Sekretion
secreţie vaginală	Scheidenausfluss
secţie de spital	Station im Krankenhaus
secţie paliativă	Palliativstation
secţiune	Sektion
secundar	sekundär
sedativ	Sedativum
sediment	Sediment
semnătură	Unterschrift
semnificativ	signifikant/bedeutend
senil/ramolit	altersschwach/senil
sensibil	empfindlich/sensibel
sepsis	Sepsis
ser	Serum
ser sangvin	Blutserum
serios	1. ernst 2. seriös
serviciu de îngrijire la domiciliu	Heimpflegedienst
serviciu de urgenţă	Rettungsdienst
set de prim-ajutor de urgenţă	Notfallset
sexual	sexuell
sferă privată	Privatsphäre
sfincter	Sphinkter

sifilis	Syphilis
simbioză	Symbiose
simfiză	Symphyse
simfiză pubiană	Schambeinfuge
simptom	Symptom
simulare	Simulation
simultan	simultan
sincopă	Synkope
sindrom	Syndrom
sinergetic	synergetisch
sinergie	Synergie
sinteză	Synthese
sinucidere/suicid	Suizid/Selbstmord
sinus frontal	Stirnhöhle
sirop	Sirup
sistemul circulator	Blutkreislauf
sistolă	Systole
slab	mager
slab/subţire	dünn
solitar	solitär
soluţie izotonică	isotone Lösung
somatic	somatisch
somnolenţă	Somnolenz/Schläfrigkeit
somnoros	schläfrig
sondă	Sonde
sondă de oxigen	Sauerstoffsonde
soneria pacientului	Rufglocke/Patientenglocke
sonografie/ecografie	Sonographie/Sono
spasm	Spasmus
spastic	spastisch
spate	Rücken
spatulă	Spatel/Zungenspatel

specul	Spekulum
spermă	Sperma
spinal	spinal
spirală	Spirale
spital	Ambulanz/Spital
spontan	spontan
stagiu de practică	Praktikum
stare de conştienţă	Bewusstsein
status	Status
stânga	sinister/sinistra
steril	steril
stern	Sternum/Brustbein
stetoscop: clopot, membrană/diafragmă, tub de gumă, piesă de auscultaţie	Stethoskop: Glocke, Membran, Gummischlauch, Hörteil
stimulator cardiac/ pacemaker cardiac	Herzschrittmacher
stomac	Magen
stomatolog/-oagă	Zahnarzt/-ärztin
strabism	Strabismus/Schielen
strâmt	eng
studiu clinic	klinische Studie
stupoare/stupor	Stupor/starke Benommenheit
subcutan	subkutan
sublingual	sublingual
substanţe teratogene	teratogene Substanzen
substituent de lapte matern	Muttermilchersatz
substituţie	Substitution
suflu cardiac	Herzgeräusch
sughiţ	Schluckauf
superficial	superficialis
superior	superior

suport cervical	Zervikalstütze
supozitor	Suppositorium/Zäpfchen
supozitor	Zäpfchen
suprafaţă	Fläche/Oberfläche
suprapondere	Übergewicht
supraveghere, monitorizare	Beobachtung
supresie	Suppression
supt de deget	Daumenlutschen
surd	taub/gehörlos
suspect	suspekt
sutură	Naht
şerveţel de hârtie	Papiertaschentuch
şezut/posterior	Gesäß/Steiß
şoc anafilactic	anaphylaktischer Schock
şold	Hüfte
T	
tabletă	Tablette
tactil	taktil
tahiaritmie	Tachyarrhythmie
tahicardie	Tachykardie
talie	Taille
talpa piciorului/plantă	Fußsohle
tampon	Tupfer
tare/zgomotos	laut
targă	Krankentrage
tavă	Tablett
tavă de mâncare	Essenstablett
tăietură/plagă tăiată	Schnittwunde
tăviţă renală	Nierenschale
tâmplă	Schläfe
tânăr/adolescent	Jugendlicher/Halbwüchsiger

tehnician de laborator	Labortechniker
temperatură subfebrilă	subfebrile Temperatur
temporar	temporär
tendon	Sehne
tendon rotulian	Kniescheibenband
tensiometru	Sphygmomanometer/ Blutdruckmessgerät
tensiometru arterial	Blutdruckmessgerät
tensiune/încordare	Anspannung
tentativă de suicid	Selbstmordversuch
terapeut/-ă	Therapeut/-in
terapeutic	therapeutisch
terapie	Therapie
terminal	terminal
termometru	Thermometer
termometru pentru ureche	Ohrthermometer
testicul	Orchis/Hoden
testosteron	Testosteron
tetanus	Tetanus
tetraplegie	Tetraplegie
tiamină/vitamina B1	Thiamin/Vitamin B1
tibie	Tibia/Schienbein
tifon	Gaze/Mull
timid	schüchtern
timpan	Trommelfell
tinctură de iod	Jodlösung
toaleta plăgii/debridare/ necrectomie	Wundtoilette/Débridement/ Nekrektomie
toaletă/WC	Toilette
tonsilită/amigdalită	Tonsillitis
tonus	Tonus
tonus muscular	Muskeltonus
torace/coşul pieptului	Thorax/Brustkorb

toxic	toxisch
toxicologie	Toxikologie
trahee	Luftröhre
traheotomie	Tracheotomie
transfuzie	Transfusion
translator/interpret/-ă	Dolmetscher/-in
transmiţător	Überträger/Transmitter
transpiraţie	Transpiration
transpiraţie/sudoare	Sudor/Schweiß
transplant	Transplantation
tranzitoriu	transitorisch
trapez/dispozitiv pentru susţinere şi poziţionare în pat	Aufrichter/Trapez
tratament simptomatic	symptomatische Behandlung
tratament/terapie	Behandlung/Therapie
traumatic	traumatisch
traumă	Trauma
triceps	Trizeps
tromb/cheag de sânge	Thrombus/Blutgerinnsel
trombocite/plachete	Thrombozyten/Blutplättchen
trombocitoză	Thrombozytose
tromboză	Thrombose
trompa lui Eustachio	Eustachi-Röhre
trompă uterină	Eileiter
tuberculoză	Tuberkulose
tulburare de somn	Schlafstörung
tulburare de vedere	Sehstörung
tulburări ale ritmului cardiac/ aritmii	Herzrhythmusstörungen
tumoră	Geschwulst
tumoră	Tumor/Gewächs
tumoră de piele	Hautgeschwür
tuse	Husten

tuse convulsivă/pertussis	Keuchhusten/Pertussis
tutore	Vormund
ţârâit/ţiuit/ zgomot în urechi/tinitus	Ohrgeräusche
ţesut osos spongios	Spongiosa
U	
uituc	vergesslich
uman	human
umăr	Schulter
umed	feucht
unghie	Fingernagel
unghie de la picior	Zehennagel
unguent	Salbe
unitate de îngrijire paliativă	Hospiz
unitate de recuperare după AVC	Stroke-Unit
unitate de terapie intensivă	Intensivstation
unitatea de terapie intensivă neonatală	Neugeborenen-Intensivstation
ureche	Ohr
ureter	Ureter/Harnleiter
uretră	Urethra/Harnröhre
urinare în pat/enurezis	Bettnässen
urinare necontrolată/ incontinenţă urinară	unkontrolliertes Urinieren
urină	Urin/Harn
urolog/-oagă	Urologe/-in
urologie	Urologie
urometru	Urometer
ursuleţ de pluş	Teddybär
uscat/aspru	trocken/spröde
usturător	brennend
uter	Uterus/Gebärmutter

V	
v. (venă, vene) v. axilară v. bazilică v. brahiocefalică v. cavă inferioară v. cavă superioară v. cefalică v. femurală v. iliacă comună v. iliacă externă v. iliacă internă v. jugulară internă v. jugulară v. poplitee v. portă v. safenă externă/mică v. safenă mare v. sinusul drept v. subclaviculară stângă v. cerebrală superioară	V. (Vena, Vene) V. axillaris V. basilica V. brachiocephalica V. cava inferior V. cava superior V. cephalica V. femoralis V. iliaca communis V. iliaca externa V. iliaca interna V. interna jugularis V. jugularis V. poplitea V. portae V. saphena parva V. saphena magna V. sinus rectus V. subclavia links V. superiores cerebri
vaccin	Vakzin/Impfstoff
vaccin BCG	BCG-Impfung
vaccin/vaccinare	Vakzination/Impfung
vagin	Vagina/Scheide
valvă	Valva/Herzklappe
varice	Varizen/Krampfadern
varicelă	Varizellen/Windpocken
variolă	Variola/Pocken
vas	Gefäß
vas capilar	Kapillare
vascular	vaskulär
vasoconstricţie	Vasokonstriktion/ Gefäßverengung

vasodilatație	Vasodilatation/Gefäßerweiterung
vărsături	Erbrechen
văz	Sehkraft/Sehvermögen
vârtej/vertebră	Wirbel
vâscozitate	Viskosität
vena cavă inferioară	untere Hohlvene
ventilator medical	Beatmungsgerät
verbal	verbal
vertebră vertebră cervicală vertebră toracică	Vertebra/Wirbel Kreuzwirbel Brustwirbel
vertij/amețeală	Vertigo/Schwindel
vezică biliară	Gallenblase
vezică urinară	Blase/Harnblase
viață	Leben
vierme (pl. viermi)	Wurm (Pl. Würmer)
vigilență	Vigilanz
vindecare	Genesung/Heilung
vindecare spontană	Spontanheilung
vioi/plin de viață	lebendig/voller Lebensenergie
viol	Vergewaltigung
violență	Gewalt
violență domestică	häusliche Gewalt
viral	viral
virulență	Virulenz
vizită medicală	Visite
vulvă	Vulva
Z	
zbârcit	runzlig
zigot	Zygote
zona inghinală	Leiste

Begriffstabelle Deutsch – Rumänisch

A	
Abortus/Abtreibung	avort/întreruperea sarcinii
Abdomen/Bauch	abdomen
abdominal/abdominell	abdominal
Abdominalgravidität/ Bauchhöhlenschwangerschaft	sarcină abdominală
Abduktor	muşchi abductor
Abfallentsorgung	eliminarea deşeurilor
Abführmittel	laxativ
abhängig von/süchtig nach	dependent de
Abhängigkeit/Sucht	dependenţă
abnehmen	a slăbi
absaugen	a aspira
abschwellen	a se dezumfla/a se reduce (edemul)
absorbieren/einsaugen	a absorbi
Abstillen	ablactare/înţărcare
Abstrich	frotiu/ştergerea ţesutului în vederea recoltării probelor biologice (exudat faringean, examenul Papanicolau)
Abszess	abces
abtreiben	a avorta
abwesend	absent
Abwesenheit	absenţă
Achsel/Axilla	axilă/subsuoară
Adaptation/Anpassung	adaptare
adäquat/angemessen	adecvat
Adenohypophyse	adenohipofiză
adipös/fettleibig	adipos

Adipositas/Fettleibigkeit	adipozitate
Aerosol	aerosol
Agglutination	aglutinare
akut	acut
Albinismus	albinism
Albtraum	coşmar
Albumin	albumină
alkalisch/basisch	alcalin/bazic
Allergen	alergen
Allergie	alergie
allergisch	alergic
Allgemeinmediziner/-in	medic generalist
Altersheim	azil de bătrâni
altersschwach/senil	senil/ramolit
Alveolen	alveole
Ambu-Beutel	balon de resuscitare AMBU
Ambulanz/Spital	spital
Amnesie	amnezie
Amnioskopie	amnioscopie
Amniozentese/ Fruchtwasseruntersuchung	amniocenteză
Ampulle	fiolă
Amputation/Ablation	amputare/ablaţie
Anabolismus	anabolism
anaerob	anaerob
anal	anal
Analgesie	analgezie
Analgetikum	analgezic
analgetisch/schmerzstillend	analgezic
analog	analog
Analyse	analiză
Anämie/Blutarmut	anemie
anämisch	anemic

Anamnese	anamneză
anaphylaktischer Schock	şoc anafilactic
Anästhesie	anestezie
Anästhesist/-in	anestezist/-ă
Anatomie	anatomie
ändern	a schimba
Aneurysma	anevrism
Anfall/Attacke	criză/acces/atac
anfeuchten	a umezi
Anforderung	cerinţă
angeborene Missbildung	malformaţie congenitală
angemessen/adäquat	adecvat
Angina/Tonsillitis	angină/amigdalită
Angst/Furcht	frică
Angst haben vor	a-i fi frică de
ängstlicher Patient	pacient fricos
Ankylose/Versteifung	anchiloză/înţepenire
Anorexie	anorexie
(sich) anpassen	a (se) adapta
Anpassung/Adaptation	adaptare
Anspannung	tensiune/încordare
ansteckend/kontagiös	molipsitor/contagios
antagonistisch	antagonist
anterior	anterior
Antibiotikum	antibiotic
Anti-Dekubitus-Matratze	saltea antiescare
Antidiabetikum	antidiabetic
Antidot	antidot
Antigen	antigen
Antikoagulation	anticoagulare
Antikonzeption/Kontrazeption	contracepţie
Antikörper	anticorp

Antisepsis	antisepsie
antiseptisch	antiseptic
Anti-Thrombose-Strümpfe/ Kompressionsstrümpfe	ciorapi compresivi/ antitrombotici
Anus	anus
anwenden/applizieren	a folosi/a aplica
Aorta/Hauptschlagader	aortă
Aorta abdominalis/ Bauchschlagader	aortă abdominală
Apathie	apatie
Apnoe/Atemstillstand	apnee/stop respirator
Apoplexie/Schlaganfall	apoplexie/accident vascular cerebral
Apotheke	farmacie
Apotheker/-in	farmacist/-ă
Appendix vermiformis/ Wurmfortsatz	apendice vermiform
Appetitlosigkeit	inapetență/ lipsa poftei de mâncare
Applikation/Anwendung	aplicare
applizieren/anwenden	a aplica
Arm/Oberarm/Brachium	braț
Arterie	arteră
Arthritis/Arthrose	artrită/artroză
Arzneimittel/Medikament	medicament
Arzt/Ärztin	medic
Arztpraxis	cabinet medical
Ascorbinsäure (Vitamin C)	acid ascorbic (vitamina C)
Asepsis	asepsie
aseptisch/keimfrei	aseptic/sterilizat
Asphyxie	asfixie
Aspiration	aspirație
asymptomatisch	asimptomatic

Atem/Atmung	respirație
Ätiologie	etiologie
Atmen	a respira
auf festen Beinen stehen/ sicher auf den Beinen sein	a sta pe propriile picioare
aufgebläht/aufgeschwollen	balonat/umflat/meteorizat
Auflage für die Untersuchungsliege	protecție pentru patul de consultație
auflösen	a se dizolva
aufmerksam sein	a fi atent
Aufrichter/Trapez	trapez/dispozitiv pentru susținere și poziționare în pat
aufsteigender Dickdarm	colon ascendent
aufwachen	a se trezi
Aufwachraum	cameră de trezire
aufzeichnen	a înregistra
Augapfel	glob ocular
Auge	ochi
Augen zusammenkneifen	a strânge din ochi
Augenarzt/-ärztin	oftalmolog/-oagă
Augenlid	pleoapă
Augenmuskeln	mușchii ochilor/mușchii oculari
Augenoptiker/-in	optician
Augenspiegel	oftalmoscop
ausatmen	a expira
Ausbleiben der Regelblutung	absența/încetarea ciclului menstrual/ amenoree
ausführen/durchführen	a efectua
Auskultation/Abhören des Körpers	auscultare
ausscheiden/eliminieren	a excreta/a elimina
Ausscheidung	excreție
Ausschlag	erupție cutanată

Außenband	ligament lateral al genunchiului sau gleznei
außer Atem	fără suflu/dispneic
außer sich sein	a delira
ausspülen	a clăti
auswechseln	a schimba
Ausweis	carte de identitate
autogenes Training	antrenament autogen
B	
Babywickeltisch	masă de înfășat bebeluși
Bademantel	halat de baie
Badewannensitz	scaun pentru cadă
Bandage	bandaj
bandagieren	a bandaja
BCG-Impfung	vaccin BCG
beängstigend	înspăimântător
Beatmungsgerät	ventilator medical
Becken/Pelvis	bazin/pelvis
Beckenknochen	oase pelviene
Beckenkrümmung	curbură pelvină
bedeutend	semnificativ
Bedürfnis	nevoie
Beerdigung/Begräbnis	înmormântare
Befund/Ergebnis	rezultat
Behälter	recipient
behandeln	a trata
Behandlung/Therapie	tratament/terapie
Behandlungszimmer	cameră de consultații
Behebung/Eliminierung	eliminare
Behindertenwohnheim	cămin pentru persoane cu dizabilități
bei Bewusstsein	conștient

Beileid	condoleanţe
Bein	picior
Beinprothese	proteză de picior
Beinschiene	atelă pentru picior/ orteză pentru picior
beißen	a muşca
Beistelltisch	măsuţă
benachrichtigen/melden	a anunţa/a raporta
benigne/gutartig	benign
benommen	ameţit
Benommenheit	ameţeală
beobachten	a observa, a monitoriza
Beobachtung	supraveghere, monitorizare
Beriberi	beri-beri (boală)
berichten	a raporta/a relata
(sich) beschäftigen mit	a se ocupa de/cu
beschneiden	a circumcide
Beschneidung	circumcizie
beschuldigen	a învinui
besorgt sein	a fi îngrijorat
besser werden	a se ameliora
beständig sein	a fi rezistent/stăruitor
bestürzt sein	a fi consternat
betreffen	a afecta
Bettlaken/Leintuch	cearşaf
Bettnässen	urinare în pat/enurezis
Bettschüssel/Bettpfanne	oală de noapte
Beugemuskel/Flexor	muşchi flexor
Beule	cucui
bewältigen	a depăşi (greutăţi)
Beweglichkeit	mobilitate
bewerten	a evalua
Bewertung	evaluare

(bei) Bewusstsein sein	a fi conştient
bewusstlos sein	a fi inconştient
Bewusstsein	stare de conştienţă
bilateral/beidseitig	bilateral
Bindehaut	conjunctivă
biomedizinischer Analytiker	analist biomedical
Biopsie	biopsie
Bizeps	biceps
Blase/Harnblase	vezică urinară
Blase (auf der Haut)	băşică (pe piele)
Blasenentzündung	infecţie urinară/cistită
Blasendauerkatheter	cateter urinar permanent
blass/bleich (sein/werden)	a păli/a deveni palid
blind	nevăzător
Blinddarm	cec
blinder Fleck	pata oarbă
Blindheit	cecitate
blinzeln/zwinkern	a clipi
Blut	sânge
Blut, kontaminiert mit ...	sânge, contaminat cu...
Blutbank	bancă de sânge
Blutdruck	presiune arterială
Blutdruckmanschette	manşeta tensiometrului
Blutdruckmessgerät	tensiometru arterial
bluten	a sângera
Bluterguss/Hämatom	echimoză/hematom
Blutfarbstoff/Hämoglobin	hemoglobină
Blutgerinnsel	cheag de sânge
Blutgerinnung	coagulare sangvină
Blutkreislauf	sistemul circulator
Blutplasma	plasmă sanguină
Blutplättchen/Thrombozyten	plachete sangvine/trombocite

Blutprobe	analiză de sânge
Blutserum	ser sangvin
Brachium/Oberarm	braţ
brechen	a (se) rupe
brennend	usturător
brennender Stich	înţepătură usturătoare
Brille	ochelari
Bronchien	bronhii
Bronchitis	bronşită
Brust	piept/sân
Brustbein/Sternum	stern
Brustfell	pleură
Brustkorb/Thorax	coşul pieptului/ cutie toracică/torace
Brustpumpe	pompă de sân
Brustwarze/Mamilla	mamelon
Brustwirbel	vertebră toracică
Bulimie/Ess-Brech-Sucht	bulimie
Bypass	bypass
C	
Cerebellum/Kleinhirn	cerebel/creierul mic
cerebral	cerebral
Cerebrum/Großhirn	creier/encefal
Cervix uteri/Zervix	cervix/col uterin
Chiropraktiker/-in	chiropractician
Chirurg/-in	chirurg
Chirurgie	chirurgie
chirurgische Drainage	drenaj chirurgical
Chlor	clor
Cholera	holeră
Cholesterin	colesterol
Chromosom	cromozom

chronisch	cronic
Clavicula/Schlüsselbein	claviculă
Collum femoris/ Oberschenkelhals	col femural
Colon C. ascendens C. descendens C. sigmoideum C. transversum	colon c. ascendent c. descendent c. sigmoid c. transvers
Cornea/Hornhaut	cornee
Cortison	cortizon
Cowper-Drüse	glanda Cowper
D	
Damenbinde	absorbant
Damm	perineu
Darm	intestin
Darmbein/Ilium/Os ilium	os iliac
Darmverschluss/Ileus	ocluziune intestinală/ileus
Dauerkatheter	cateter permanent
Daumen	police/degetul mare de la mână
Daumenlutschen	supt de deget
Débridement/Wundtoilette/ Nekrektomie	debridare/toaleta rănii/ necrectomie
Decke	pătură
Defäkation	defecație
Defibrillator	defibrilator
Degeneration	degenerare
Dehydration	deshidratare
dehydrieren	a se deshidrata
Dekontamination	decontaminare
dekontaminieren	a decontamina
Dekubitus/Druckgeschwür	escară de decubit

Dekubitusrisiko	risc de escară de decubit
Delirium	delir
Deltamuskel	muşchi deltoid
Demenz	demenţă
Depression	depresie
depressiv	depresiv
deprimiert sein	a fi deprimat
Dermatitis	dermatită
Dermatologe/-in	dermatolog/dermatoloagă
Dermatologie	dermatologie
Dermatose	dermatoză
Dermis/Haut	piele
Desinfektion	dezinfecţie
desinfizieren	a dezinfecta
Dextrose	dextroză
Diabetes	diabet
Diabetiker/-in	diabetician
Diagnose	diagnostic
Dialyse	dializă
Diaphragma	diafragmă
Diastole	diastolă
Diät	dietă/regim
Diätologe/-in	dietolog/dietoloagă/ nutriţionist/nutriţionistă
dick	gras/gros
Dickdarm	intestinul gros/colon
dicke Person	persoană grasă/supraponderală
diffus	difuz
Diffusion	difuziune
Dilatation/Erweiterung	dilatare
diplomierte Gesundheits- und Krankenpflegeperson	îngrijitor/asistent medical cu diplomă de specialitate
Discus (intervertebralis)	disc intervertebral

Dislokation	dislocaţie
Diurese	diureză
Diuretikum	diuretic
diuretisch/entwässernd	diuretic
Dokumentation	documentaţie
dokumentieren	a documenta
Dolmetscher/-in	translator/interpret/-ă
dominant	dominant
dorsal/rückwärts	dorsal
Dorsum/Zungenrücken	partea dorsală a limbii
Dosieraerosol	dozator de aerosol
Drainage	drenaj
Drang	impuls
drehen/umdrehen	a întoarce/a răsuci
Droge	drog
Druckgeschwür/Dekubitus	escară de decubit
Druck	presiune
Drüse	glandă
dumpfer Schmerz	durere surdă
dünn	slab/subţire
Dünndarm	intestinul subţire
Durchblutung	irigare sangvină
Durchfall	diaree
durchführen/ausführen	a efectua
Durchmesser/Diameter	diametru
durstig	însetat
duschen	a face duş
Dysfunktion/Fehlfunktion	disfuncţie
E	
Eliminierung/Behebung	eliminare
Echokardiographie	ecocardiografie

Eckzahn	canin
Eichel/Glans	gland penian
Eierstock/Ovar	ovar
Eigentum/persönliche Sachen	proprietate/lucruri personale
Eileiter	trompă uterină
Eileiterschwangerschaft	sarcină ectopică tubară/ sarcină extrauterină tubară
einatmen	a inspira
Einfühlungsvermögen	empatie
einführen/einlegen	a introduce
Einmalkatheter	cateter de unică folosință
Einmalnadel	ac de unică folosință
Einnistung/Nidation	nidaţie
einreiben	a freca
einsaugen	a aspira
Einschätzung	estimare
einschließen/inkludieren	a include
Einschnitt	incizie
Einstellung	poziţionare
Einverständniserklärung (OP)	declaraţie de consimţământ
Einweg-(Produkt)	(produs) de unică folosință
Einwilligung	consimţământ/acord
Eisprung	ovulaţie
Eiter	puroi
eiternd/eitrig	purulent/supurat
eitrige Wunde	rană purulentă/supurată
EKG-Gerät: Ableitungen Saugglocke EKG-Gel	aparat ECG/EKG: derivaţii electrod periferic tip ventuză gel pentru ECG
Elektroenzephalographie (EEG)	electroencefalogramă (EEG)
Elektrokardiogramm (EKG)	electrocardiogamă (ECG/EKG)
Elektrolyte	electroliţi

Ellbogen	cot
Elle	cubitus/ulna
Embolie	embolie
Embryo	embrion
Embryopathie	embriopatie
Emetikum	emetic/vomitiv
Empathie	empatie
Empfängnis	concepţie
Empfängnisverhütung	contracepţie
Empfängnisverhütungsmittel	anticoncepţional
empfindlich/sensibel	sensibil
empirisch	empiric
Endemie	endemie
endogen	endogen
Endokrinologie	endocrinologie
endokrinologisch	endocrinologic
Endoskop	endoscop
Endoskopie	endoscopie
eng	strâmt
Entbindungsklinik/-station	maternitate
entfernen	a îndepărta/a elimina
entlassen	a concedia/a externa
Entlassung	concediere/externare
entscheiden	a decide
Entscheidung	decizie
(sich) entschuldigen	a (se) scuza
Entschuldigung	scuză/scuze
(sich) entspannen	a (se) relaxa
entwässernd/diuretisch	diuretic
Entwicklung	dezvoltare
Entzündung	inflamaţie
Enzym	enzimă

Eosinophilie	eozinofilie
Epidemie	epidemie
Epidermis/Oberhaut	epidermă/piele
Epikard	epicard
Epilepsie	epilepsie
Erbkrankheit	boală ereditară
erbrechen	a vărsa, a vomita
Erbrechen	vărsături
erfahren	a afla
erleben	a experimenta
Erfahrung	experiență
Ergebnis/Befund	rezultat
Ergonomie	ergonomie
Ergotherapie	ergoterapie
erhöht	ridicat
erhöhter Blutzuckerspiegel	nivel ridicat al glicemiei
Erholung	odihnă/relaxare
(sich) erinnern	a(-și) aminti
(jemanden an etwas) erinnern	a aminti ceva cuiva
Erinnerung	amintire
Erinnerungsvermögen	memorie
erlauben	a permite
erleichtert sein	a fi ușurat
ernst	serios
errechneter Geburtstermin	data calculată a nașterii
erschöpft	epuizat
ersetzen	a înlocui
Erste Hilfe	prim ajutor
ersticken	a se asfixia
Erwachsener	adult
Erweiterung	extindere
Ess-Brech-Sucht/Bulimie	bulimie

essen	a mânca
Essen	mâncare
Essen verabreichen/füttern	a hrăni
Essenstablett	tavă de mâncare
Euphorie	euforie
Eustachi-Röhre	trompa lui Eustachio
Euthanasie	eutanasie
evidence-based medicine (EBM)/ evidenzbasierte Medizin	medicină bazată pe dovezi
evidence-based nursing (EBN)	îngrijire bazată pe dovezi
Exazerbation	exacerbare
Exkrement	excrement
Expektorantium	expectorant
Extensor/Streckmuskel	mușchi extensor
Extraktion	extracție
extramurale Krankenpflege	asistență medicală/ îngrijire externă
Extremitäten	extremități
extrovertiert	extravertit
Exzision	excizie
F	
Facharzt/-ärztin	medic specialist
facialis/fazial	facial
Facies/Gesicht	facies/față
Fadenentfernung	îndepărtarea firelor de sutură
Fähigkeit	capacitate
Fäkalien	fecale
fakultativ	facultativ
Falte (Haut-)	rid
Fatigue/Erschöpfung	epuizare/extenuare/ fatigabilitate
febril/fiebrig	febril

Feedback/Rückmeldung	feedback/reacţie
Fehlfunktion/Dysfunktion	disfuncţie
Fehlgeburt	avort spontan
feminin	feminin
Ferse	călcâi
Fertigkeit	abilitate
Fertilisation/Befruchtung	fertilizare
Fertilität	fertilitate
feste Nahrung	hrană solidă
fettig/ölig	gras/uleios
Fettleibigkeit	obezitate
Fetus/Fötus	făt
feucht	umed
Fibrin	fibrină
Fibrinogen	fibrinogen
Fibrose	fibroză
Fieber	febră
Fieberkurve	curbă de temperatură
final/terminal	final/terminal
Finger	deget
Fingerglied	falangă
Fingerknöchel	articulaţia degetului
Fingernagel	unghie
Fläche/Oberfläche	suprafaţă
Flanke	flanc
Flush/Erröten	flush cutanat/eritem
flüssig	lichid
Flüssigkeit	lichid
flüstern	a şopti
Fontanelle	fontanelă
Fortschritte machen	a face progrese
Fraktur/Knochenbruch	fractură

fruchtbar/fertil	fertil
Fruchtwasserpunktion/ Amniozentese	amniocenteză
Fruchtwasserspiegelung/ Amnioskopie	amnioscopie
Frühchen/Frühgeborenes	nou-născut prematur
frühere Krankheiten	boli anterioare
Frühmobilisation	mobilizare precoce
Fruktose/Lävulose	fructoză/levuloză
fühlen	a simţi
Fungizid	fungicid
Furunkel	furuncul
Fuß (Pl. Füße)	picior/laba piciorului
Fußgelenk/Fußknöchel	articulaţia piciorului/gleznă
Fußgewölbe	scobitura tălpii
Fußpfleger/-in	pedichiurist/-ă
Fußsohle	talpa piciorului/plantă
Fußwurzelknochen	oase tarsiene
füttern/Essen verabreichen	a hrăni
G	
gähnen	a căsca
Galle	bilă/fiere
Gallenblase	vezică biliară
Gang	mers
Gangrän	gangrenă
Gastritis	gastrită
Gastroskopie	gastroscopie
Gaumen	palat
Gaumenspalte	despicătura vălului palatin/ palatoschizis
Gaze/Mull	tifon
gebären/zur Welt bringen	a naşte

Gebärmutter/Uterus	uter
Gebärmutterhals	cervix/col uterin
Gebärmutterhöhle	cavitate uterină
Gebärmutterschleimhaut	mucoasă uterină
Geburt	naştere
Geburtshelfer/-in, Hebamme	moaşă
Geburtshilfe	obstetrică
Gedächtnis	memorie
Gefährdung/lebensbedrohend	pericol/care pune viaţa în pericol
gefährlich	periculos
Gefäß	vas
gefühllos/taub	amorţit
Gehgestell/Gehhilfe	cadru de mers
Gehirn	creier
Gehirnerschütterung	comoţie cerebrală
Gehör	auz
Gehörgang	canal auditiv
Gehörknöchelchen: Hammer, Amboss, Steigbügel	oscioarele urechii: ciocan, nicovală, scăriţă
Gehörnerv	nerv auditiv
geistig beeinträchtigt	cu dizabilităţi mentale
Gelenk	articulaţie
Gen	genă
generalisiert	generalizat
Generikum	medicament generic
Genese	geneză
genesen/sich erholen	a se vindeca/a se reface
Genesung	vindecare
genetisch	genetic
Genitalien/Geschlechtsorgane	organe genitale
Gerät	aparat
Geriatrie	geriatrie
Gerontologe/-in	gerontolog/-oagă

Gerontologie	gerontologie
Geruch	miros
Gesäß/Steiß	şezut/posterior
Geschlechtsteil/Genital	organ genital
Geschlechtsverkehr	raport sexual
Geschwister	fraţi şi surori
Geschwulst	tumoră
Gesicht	faţă
gesund	sănătos
Gesundheit	sănătate
Gesundheitsbehörde	autoritate sanitară
Gesundheitsrisiko	risc pentru sănătate
Gewalt	violenţă
Gewicht Gewicht abnehmen Gewicht zunehmen	greutate a slăbi a se îngrăşa
Gewohnheit	obicei
Gicht	gută
Gips	ghips
Glandula suprarenalis/ Nebenniere	glandă suprarenală
Glaskörper	corp vitros
glatt	neted
Glatze	chelie
Glaube	credinţă/convingere
glauben	a crede
Gleitmittel	lubrifiant
glücklich sein	a fi fericit
Glukose/Dextrose	glucoză/dextroză
Glykogen	glicogen
Grad	grad
Gravidität/Schwangerschaft	graviditate/sarcină
großer Gesäßmuskel	fesierul mare

großer Pectoralis (Muskel)	muşchiul pectoral mare
Großhirn/Cerebrum	creierul mare
Grund	motiv
Grundlage	bază
Gummihandschuh	mănuşă de protecţie/de gumă
gut gelaunt sein	a fi bine dispus
Gynäkologe/-in	ginecolog/-oagă
Gynäkologie	ginecologie
H	
Haar	păr
Haarausfall	căderea părului/alopecie
Haarbürste	perie de păr
Halluzination	halucinaţie
Hals	gât
Hals-Nasen-Ohren-Arzt	otorinolaringolog/ORL-ist
Halsschmerz/Halsentzündung	dureri în gât/inflamaţie a gâtului
Halswirbelsäule/Halswirbel	coloană vertrebrală cervicală/ vertebră cervicală
Hämatokrit	hematocrit
Hämoglobln/Blutfarbstoff	hemoglobină
Hämorrhoiden	hemoroizi
Halskrause/Nackenstütze	orteză cervicală
Hand	mână
Handfläche	palmă
Handgelenk	încheietura/articulaţia mâinii
Handlinien	liniile palmei
Handrücken	dosul palmei
Handschuh	mănuşă
Handtuch	prosop
Handwurzelknochen	oase carpiene
Harn	urină
Harnblase	vezică urinară

Harnleiter	ureter
Harnretention	retenţie urinară
Harnröhre	uretră
harter Gaumen	palatul dur
häufig	des/frecvent
Hauptschlagader	aortă
Hausarzt/-ärztin	medic de familie
häusliche Gewalt	violenţă domestică
häusliche Pflege	îngrijire la domiciliu
Haut	piele
Hautausschlag	erupţie cutanată
Hautfalte	rid
Hautgeschwür	tumoră de piele
Hebamme, Geburtshelfer/-in	moaşă
hecheln/keuchen (bei Lungenauskultation)	a gâfâi/a respira greu (la auscultaţia pulmonară)
heikel	delicat/dificil
heilen	a vindeca
Heilung	vindecare
Heimpflegedienst	serviciu de îngrijire la domiciliu
heiser	răguşit
Heizkissen	pernă de încălzire
Heizung	încălzire
helfen	a ajuta
Hemisphäre	emisferă
hemmen/unterdrücken	a inhiba/a suprima
Hepatitis	hepatită
hereditär/erblich/angeboren	ereditar/înnăscut/congenital
Hermaphrodit	hermafrodit
Hernie	hernie
Herpes	herpes
Herz	inimă
Herzbeutel	pericard

Herzgeräusch	suflu cardiac
Herzrhythmusstörungen	tulburări ale ritmului cardiac/aritmii
Herzschrittmacher	stimulator cardiac/ pacemaker cardiac
Hexenschuss	lumbago
Hilfe	ajutor
Hilfsmittel	instrument/ajutor
Hilfspfleger/-in, Pflegehilfe	asistent îngrijire
hinken	a şchiopăta
Hinterhauptbein	os occipital
Hinterhirn	metencefal
Hirn	creier
Hirnrinde	cortex cerebral
Hirntod	moarte cerebrală
Histologie	histologie
Hitzewallung	bufeu
Hoden	testicul
Hodensack	scrot
holistisch	holistic
hören	a auzi
Hörgerät	aparat auditiv
Hornhaut	cornee
Hörsturz/Hörverlust	pierderea auzului
Hospiz	unitate de îngrijire paliativă
Hüfte	şold
Hühnerauge	bătătură
human	uman
Humerus/Oberarmknochen	humerus
hungrig	înfometat
husten	a tuşi
Husten	tuse
Hygiene	igienă

Hypercholesterinämie	hipercolesterolemie
Hyperemesis gravidarum/ extreme Schwangerschafts-übelkeit	hiperemeza de sarcină/ hiperemeza gravidică
Hyperglykämie/Überzucker	hiperglicemie
Hyperkeratose	hipercheratoză
Hyperthermie	hipertermie
Hypertonie	hipertonie
Hypertonus	hiperton
Hyperventilation	hiperventilaţie
hyperventilieren	a hiperventila
Hypoglykämie/Unterzucker	hipoglicemie
Hypophyse	hipofiză
Hypoxie	hipoxie
Hysterektomie	histerectomie
I	
immun	imun
Immunität	imunitate
impfen	a vaccina
Impfstoff	vaccin
Impfung	vaccin/vaccinare
Implantat	implant
impotent	impotent
in vitro	in vitro
in vivo	in vivo
Indikator	indicator
Infarkt	infarct
Infektion	infecţie
Infektionskrankheit	boală infecţioasă
infektiös	infecţios
inferior	inferior
Infertilität/Unfruchtbarkeit	infertilitate/sterilitate

infizieren	a infecta
infizierte Wunde	rană infectată
Influenza	influenza/gripă
informieren	a informa
informiert werden/sein	a fi informat
informierte Einwilligung	consimţământ în cunoştinţă de cauză
Infusion	infuzie/perfuzie
Infusionsnadel/Kanüle	ac de perfuzie/canulă
Infusionspumpe/Infusomat	pompă de perfuzie/infuzomat
Inhalation	inhalaţie
inhalieren	a inhala
Inhibitor	inhibitor
initial	iniţial
Injektion	injecţie
Injektionsnadel	ac de injecţie
inkompatibel	incompatibil
Inkontinenz	incontinenţă
Inkontinenzvorlage	absorbante pentru incontinenţă
Inkubationszeit	perioadă de incubaţie
Inkubator	incubator
inkurabel/unheilbar	incurabil
Innenband	ligament colateral medial/ ligament intern
innere Medizin	medicină internă
Inspektion	inspecţie
inspizieren	a inspecta
Instrument	instrument
Insuffizienz	insuficienţă
Insulin	insulină
Intensivstation	unitate de terapie intensivă
Intention/Absicht	intenţie
interdisziplinär	interdisciplinar

intermittierend	intermitent
Internist/-in	internist/-ă
intestinal/den Darm betreffend	intestinal
Intestinum	intestin
Intimsphäre	intimitate
Intoleranz	intoleranţă
Intoxikation	intoxicaţie
intramuskulär	intramuscular
intravenös	intravenos
intrazellulär	intracelular
introvertiert	introvertit
Intubation	intubaţie
invasiv	invaziv
inzidieren	a inciza
Inzision	incizie
Ion	ion
Iris	iris
irreversibel	ireversibil
isolieren	a izola
isotone Lösung	soluţie izotonică
J	
Jejunum/Leerdarm	jejun
Jodlösung	tinctură de iod
Joule	joule (unitate de măsură)
jucken	a avea mâncărime
Juckreiz/Pruritus	prurit/mâncărime
Jugendlicher/Halbwüchsiger	tânăr/adolescent
juvenil/jugendlich	juvenil/adolescentin

K	
Kaiserschnitt	cezariană
Kamm	pieptăn
Kanüle/Infusionsnadel	canulă/ac de perfuzie
kanzerogen/karzinogen sein	a fi cancerigen
Kapillare	vas capilar
Kapsel	capsulă
kardial/das Herz betreffend	cardiac
Kardiologe	cardiolog
Kardiologie	cardiologie
kardiovaskulär	cardiovascular
Karenz (Mutterschaftsurlaub)	concediu de maternitate
Karenz (Verzicht auf etwas)	abstinență
Karies	carie
Kastration	castrare
Katabolismus	catabolism
Kataplasma	cataplasmă
Kater (einen Kater haben)	mahmureală (a fi mahmur)
Katheter	cateter
Kation	cation
kauen	a mesteca
kausal	cauzal
Kehldeckel/Epiglottis	epiglotă
Kehlkopf/Larynx	laringe
Keim	germen
keimfrei/aseptisch	aseptic/steril/fără germeni
Keuchhusten/Pertussis	tuse convulsivă
Kiefer	maxilar
Kind (Pl. Kinder)	copil (pl. copii)
Kinderarzt/-ärztin	pediatru
Kinderkrankheit	boală a copilăriei
Kinderheim	cămin de copii

Kindheit	copilărie
Kinn	bărbie
Kittel	halat
Klebeband	bandă adezivă
kleiner Finger	degetul mic/auricular
Kleinfingerballen	eminența hipotenară
Kleinhirn	creierul mic/ cerebel
Kleinkind	copil mic
Klemme	clemă
Klimakterium	climacteriu/ menopauză
Klinik	clinică
klinisch	clinic
klinische Studie	studiu clinic
klinischer Tod	moarte clinică
Klitoris	clitoris
Klumpfuß	picior strâmb
Knie	genunchi
Kniekehle	fosă poplitee
Kniescheibe/Patella	rotulă/patelă
Kniescheibenband	tendon rotulian
Knochenbruch	fractură
Knoten/Vergrößerung	nod
Koagulation/Gerinnung	coagulație
Kodein	codeină
kognitiv	cognitiv
Kolibakterien	bacterii e. coli
Koloskopie	colonoscopie
Koma	comă
kompatibel	compatibil
Kompensation	compensare
Kompresse	compresă
Konsistenz	consistență

Konstriktion	constricţie
kontagiös	contagios
Kontaktlinse	lentilă de contact
Kontamination	contaminare
Kontinenz	continenţă
Kontraktion	contracţie
Kopfhaut	scalp
Kopfkissen	pernă
Kopfschmerzen	dureri de cap/cefalee
koronar	coronar
Koronargefäße	artere coronare
krabbeln	a merge de-a buşilea/ a merge în patru labe
Krampf	convulsie/crampă
Krampfadern	varice
krampfartiger Schmerz	durere acută/junghi
Krankenakte/-geschichte	dosar medical/anamneză
Krankenbeförderung	mobilizarea bolnavului
Krankentrage	targă
Krankenunterlagen	documentaţia privind pacientul
Kranken-/Rettungswagen	ambulanţă
Krebs	cancer
Kreislauf	circulaţie
Kreuz	cruce/coloană
Kreuzbein	os sacru
Kreuzwirbel	vertebră cervicală
Krise	criză
Krücke	cârjă
Krümmung ... der Brustwirbelsäule ... der Halswirbelsäule ... der Lendenwirbelsäule	curbura ... coloanei vertebrale toracale ... coloanei vertebrale cervicale ... coloanei vertebrale lombare
kühl/kalt	rece

Kumulation	cumulare
kurativ	curativ
L	
labialis/die Lippen betreffend	labial
Labor	laborator
Labortechniker	tehnician de laborator
Labyrinth	labirint
Lävulose/Fruchtzucker	levuloză/fructoză
Lähmung	paralizie
Laktation	lactaţie
Laktose	lactoză
Laktoseintoleranz	intoleranţă la lactoză
Laparoskopie	laparoscopie
Laparotomie	laparotomie
Laryngoskop	laringoscop
Läsion/Verletzung	leziune/accidentare
latent	latent
lateral	lateral
Laune	dispoziţie
Laus (Pl. Läuse)	păduche (pl. păduchi)
laut	tare/zgomotos
lauwarm	călduţ
Lavage/Spülung	lavaj/spălare
Laxativ	laxativ
leben	a trăi
Leben	viaţă
lebend	în viaţă/viu
lebendig/voller Lebensenergie	vioi/plin de viaţă
lebensbedrohend	ce pune în pericol viaţa
Leber	ficat
Leberentzündung	inflamaţie a ficatului/hepatită

Legasthenie	legastenie/dislexie
leiden	a suferi
Leiste	zona inghinală
Lendenwirbelsäule	coloană vertebrală lombară
Lepra	lepră
lesen	a citi
letal	letal/mortal
letale Dosis	doză letală
Lethargie	letargie
lethargisch	letargic
Leukämie	leucemie
Leukozyten	leucocite
Libido	libido
Ligament/Band	ligament
lindern	a alina/a ameliora
Linse	lentilă
Lipide	lipide
Lippenpflegestift	balsam de buze
Logopäde/-in	logoped/-ă
Logopädie	logopedie
Lokalanästhesie	anestezie locală
lokalisiert	localizat
Lotion	loţiune
Luftröhre	trahee
Lumbalpunktionsnadel	ac de puncţie lombară
Lungen	plămâni
Lungenentzündung	pneumonie
Lutscher	acadea
Luxation	luxaţie
Lymphozyten	limfocite

M	
M. (Musculus, Muskel) M. abductor brevis M. biceps M. biceps femoris M. brachioradialis M. gastrocnemius M. pronator quadratus M. pronator teres M. rectus femoris M. soleus M. sternocleidomastoideus M. teres major M. tibialis anterior M. vastus lateralis M. vastus medialis	m. (muşchi) m. abductor scurt biceps bicepsul femural m. brahioradial m. gastrocnemian m. pătrat pronator m. rotund pronator m. drept femural m. solear m. sternocleidomastoidian m. rotund mare m. tibial anterior m. vast lateral m. vast medial
Magen	stomac
Magengegend/Bauchgegend	la nivelul stomacului
Magenschleimhaut	mucoasa gastrică
mager	slab
makroskopisch	macroscopic
Malabsorption	malabsorbţie
maligne/bösartig	malign
Mamma/Brust	sân
Mandeln/Tonsillen	amigdale/tonsile palatine
Mangel	deficit/lipsă
Manie	manie
manifest	manifest
Manometer	manometru
manuell	manual
maskulin	masculin
Maßband	ruletă/centimetru
massive Blutung	hemoragie masivă
Matratze	saltea

Matratzenschoner	protecţie saltea
Medikamente/Arzneimittel	medicamente
medizinisch-technische/-r Assistent/-in	asistent/-ă tehnico-medicală
Medulla oblongata	bulbul rahidian
Meinung	părere/opinie
Menarche	menarhă/prima menstruaţie
Menge	mulţime
Menopause	menopauză
Menstruation	menstruaţie
Messzylinder	cilindru de măsurare
metabolisch	metabolic
Metabolismus	metabolism
Mikroorganismen/Mikroben	microorganisme/microbi
mikroskopisch	microscopic
mindern	a diminua
Missbrauch	abuz
missbrauchen	a abuza
Missverständnis	neînţelegere
missverstehen	a înţelege greşit
Mitgefühl	compasiune
Mittelfinger	degetul mijlociu/medius
Mittelfußknochen	oase metatarsiene
mittlerer Gesäßmuskel	muşchiul fesier mijlociu
mobil	mobil
Mobilisation	mobilizare
Monitoring/Überwachung	monitorizare/supraveghere
Monosaccharide	monozaharide
Morphologie	morfologie
Mukosa/Schleimhaut	mucoasă
multipel	multiplu
Mund	gură
Mundwinkel	colţul gurii

mürrisch sein	a fi morocănos
Muskel	muşchi
Muskeltonus	tonus muscular
Mutation	mutaţie
Muttermal	nev/aluniţă
Muttermilchersatz	substituent de lapte matern
Myalgie/Muskelschmerzen	mialgie/dureri musculare
Myokard/Herzmuskel	miocard/muşchiul inimii
Myokarditis	miocardită
Myom	miom
Myometrium	miometru
Myopie/Kurzsichtigkeit	miopie
N	
N. (Nervus) N. facialis N. vagus	n. (nerv) n. facial n. vag
Nabel	buric/ombilic
nächster Verwandter	rudă apropiată
Nachthemd	cămaşă de noapte
Nachtkästchen des Patienten	noptiera pacientului
Nachtstuhl	scaun cu oală de noapte
Nacken	ceafă
Nadelbeseitigung	îndepărtarea acului
Nadelspender	dispenser pentru ace
Naht	sutură
Namensschild	ecuson
Narkose	narcoză
Nase	nas
Nasenbein	os nazal
Nasenhöhle	cavitate nazală
Nasenloch	nară
Nebenhoden	epididim

Nebenniere	glandă suprarenală
Nebulisator	nebulizator
Nekrose	necroză
neonatal	neonatal
Neonatologie	neonatologie
Nephrologe/-in	nefrolog/-oagă
Nephrologie	nefrologie
Netzhaut	retină
Neugeborenes	nou-născut
Neugeborenen-Intensivstation	unitatea de terapie intensivă neonatală
Neuralgie	neuralgie
Neurochirurg/-in	neurochirurg
Neurologe/-in	neurolog/-oagă
Neurologie	neurologie
Nidation/Einnistung	nidaţie
Nieren	rinichi
Niereninsuffizienz	insuficienţă renală
Nierenschale	tăviţă renală
Nierenstein	piatră la rinichi/calcul renal
Nodus/Knoten	nod
nonverbal	nonverbal
nosokomiale Infektion	infecţie nosocomială/ intraspitalicească
Notfallaufnahme	primire de urgenţe
Notfallset	set de prim-ajutor de urgenţă
Notfallwagen	ambulanţă
nüchtern	lucid/pe nemâncate/à jeun
Nucleus	nucleu
nutritiv/nahrhaft	nutritiv

O	
O-Beine	picioare în O/genu varum/ picioare in paranteză
Oberarm	braţ
Oberarmknochen	humerus/osul braţului
Oberkiefer	maxilarul superior
Oberlippe	buză superioară
Oberschenkel	coapsă
Oberschenkelknochen	femur
Oberschwester	asistentă medicală şefă
obligatorisch	obligatoriu
obstruktiv	obstructiv
okkult	ocult
Ohnmachtsanfall	leşin
Ohr	ureche
Ohrthermometer	termometru pentru ureche
Ohrenentzündung/Otitis	otită
Ohrenspiegel/Otoskop	otoscop
Ohrgeräusche	ţârâit/ţiuit/ zgomot în urechi/tinitus
Ohrläppchen	lobul urechii
Ohrmuschel	pavilionul urechii
Ohrspeicheldrüse/Parotis	glandă parotidă
Oligurie	oligurie
Onkologie	oncologie
OP-(Raum)	sală de operaţie
Ophthalmologe/-in	oftalmolog/-oagă
Ophthalmologie	oftalmologie
oral	oral
Orbita	orbită
Orchis	testicul
Organ	organ
Orthopäde/-in	ortoped

Orthopädie	ortopedie
Os coxae	os coxal
Os sacrum/Kreuzbein	os sacru/sacral
Os temporale/Schläfenbein	os temporal
Osmolarität	osmolaritate
Ösophagus/Speiseröhre	esofag
Otoskop	otoscop
Ovar/Eierstock	ovar
Ovulation/Eisprung	ovulaţie
ovulieren	a ovula
P	
Pädiatrie	pediatrie
palliativ	paliativ
Palliativstation	secţie paliativă
palpabel	palpabil
Palpation	palpare
Pandemie	pandemie
Pankreas	pancreas
Papiertaschentuch	şerveţel de hârtie
paradox	paradox
Paralyse	paralizie
Parameter	parametru
Paraplegie	paraplegie
Parasit	parazit
Parodontose/Paradontitis	parodontoză
Parotis/Ohrspeicheldrüse	glandă parotidă
paroxysmal	paroxistic
partiell	parţial
pathogen	patogen
Pathogenese	patogeneză
Pathologe/-in	morfopatolog/-oagă

Pathologie	patologie
pathologisch	patologic
Pathophysiologie	patofiziologie
(einen) Patienten überweisen	a transfera un pacient
Patientenaufenthaltsraum	sală de şedere pentru pacienţi
Patienteneinzelzimmer	salon pentru un pacient
Patientenzimmer für 3 bis 6 Personen (Mehrbettzimmer)	salon pentru 3-6 persoane (salon cu mai multe paturi)
Patientenzimmer für 2 Personen (Zweibettzimmer)	salon pentru 2 persoane (salon cu două paturi)
Paukenhöhle	cavitatea timpanică
Pelvis	pelvis
Penetration	penetrare
Perforation	perforare
Perfusion	perfuzie
Perfusor/Infusionspumpe	perfuzor/pompă de perfuzie
Perikard/Herzbeutel	pericard
Periost/Knochenhaut	periost
peripher	periferic
Peripherie	periferie
Peritonitis/Bauchfellentzündung	peritonită
perkutan	percutan
permanent	permanent
Perücke	perucă
Personal/Belegschaft	personal/angajaţi
persönlich	personal
Pertussis/Keuchhusten	tuse convulsivă/pertussis
Pflaster	plasture
Pflegeheim	cămin de îngrijire
Pflegepersonal	personal de îngrijire
Pflegeraum	salon de îngrijire
Pharmakologie	farmacologie
Phobie	fobie

Physiologie	fiziologie
physiologisch	fiziologic
Phytotherapie	fitoterapie
Pickel	coş (acnee)
Pille	pilulă/ pastilă
Pilz	ciupercă/ fung
Pinzette	pensetă
Plasma	plasmă
Plattfuß (Pl. Plattfüße)	platfus
Platzwunde	plagă/rană deschisă
Plazenta	placentă
Plexus	plex
Poliomyelitis/Kinderlähmung	poliomielită
Polyp	polip
Polytrauma	politraumă
postoperativ	postoperator
postpartal/post partum	post partum
Praktikum	stagiu de practică
praktische/-r Arzt/Ärztin	medic practician
pränatal	prenatal
präoperativ	preoperator
Prävention	prevenţie
präventiv	preventiv
Prellung	contuzie
pressen	a presa
prickeln/kribbeln	a furnica
primär	primar
Privatsphäre	sferă privată
Prognose	prognoză
Proktologe/-in	proctolog/-oagă
Proktologie	proctologie
prophylaktisch	profilactic

Prophylaxie	profilaxie
Prostata/Vorsteherdrüse	prostată
Protein	proteină
Prothese/Implantat	proteză/implant
Prozedur	procedură
Prozess	proces
Psyche	psihic
Psychiater/-in	psihiatru/-ă
Psychiatrie	psihiatrie
Psychologe/-in	psiholog/-oagă
Psychologie	psihologie
Psychose	psihoză
Psychotherapeut/-in	psihoterapeut/-ă
Pubertät	pubertate
pulmonalis/pulmonal/ die Lunge betreffend	pulmonar
Puls	puls
pulsierender Schmerz	durere pulsatilă
Pulsschlag	frecvență cardiacă
Pulver	pulbere
Punktion	puncție
Pupille	pupilă
Purulenz/Eiterbildung	purulență
Pustel	pustulă
Q	
quälender Schmerz	durere chinuitoare
Quarantäne	carantină
R	
Rachen/Rachenhöhle	faringe
radialer Handbeuger	mușchiul flexor radial al carpului
Radiologe/-in	radiolog/-oagă

Radiologie	radiologie
rasieren	a rade
rau/uneben	aspru
reagieren auf ein Medikament oder eine Behandlung	a reacţiona la un medicament sau la un tratament
Reanimation	reanimare
reanimieren	a reanima
reden	a vorbi
Reflexhammer	ciocan pentru testarea reflexelor
Rehabilitation/Reha	reabilitare
reiben	a freca
reinigen	a curăţa
reizbar/nervös sein	a fi irascibil/nervos
Rekonvaleszenz	reconvalescenţă
rektal	rectal
Rektoskop	rectoscop
Rektoskopie	rectoscopie
Rektum	rect
Relaxans	relaxant
Relaxierung/Relaxation	relaxare
relevant/bedeutend	relevant/semnificativ
renal	renal
Resistenz	rezistenţă
Resorption	resorbţie
respiratorisch	respirator
Retention	retenţie
Rettungsdienst	serviciu de urgenţă
Rettungswagen	ambulanţă
reversibel	reversibil
Rezept/Verordnung	reţetă
Rezeptor	receptor
Rezidiv	recidivă
rezidivierend	recidivant

riechen	a mirosi
Ringfinger	inelar
Rippenmuskel	muşchi intercostal
Rollator	cadru de mers cu roţi
röntgen	a face raze Röntgen
Röntgenbild	radiografie
Röntgenstrahl	rază Röntgen
rotes Blutkörperchen	hematie/eritrocit/globulă roșie
Rubeola/Röteln	rubeolă
Rückbildung	regresie
Rücken	spate
Rückenmark	măduva spinării
Rückenmuskel	muşchii spatelui
Rückenschmerzen haben	a avea dureri de spate
Rückgrat	coloană vertebrală
Rückmeldung/Feedback	reacţie/feedback
Rufglocke/Patientenglocke	soneria pacientului
ruhig	calm
runzlig	zbârcit
Ruptur	ruptură
S	
Salbe	unguent
Saliva/Speichel	salivă
sanft berühren	a atinge fin
sanft sein	a fi blând
Sanitäter/-in	sanitar
Sauerstoffanschluss	racord de oxigen
Sauerstoffflasche	butelie de oxigen
Sauerstoffkanüle	canulă de oxigen
Sauerstoffsonde	sondă de oxigen
Säuglingszimmer	salon pentru sugari

spontan	spontan
Spontanheilung	vindecare spontană
Sprechzimmer	cabinet
Spritze	injecţie
spröde	uscat/aspru
Sprunggelenk	articulaţia gleznei
spucken	a scuipa
spülen	a clăti
stark/ernst	puternic/grav
Stärke	putere
starker Schmerz	durere puternică
Station im Krankenhaus	secţie de spital
Status	status
stechender Schmerz	junghi
Steißbein	coccis
Steißgeburt	naştere in prezentaţie pelviană
sterben	a muri/a deceda
steril	steril
sterilisieren	a steriliza
Sternum/Brustbein	stern
Stethoskop: Glocke, Membran, Gummischlauch, Hörteil	stetoscop: clopot, membrană/diafragmă, tub de gumă, piesă de auscultaţie
Stich (Insekten-)	înţepătură (de insectă)
stillen	a alăpta
Stillen	alăptare
Stimmgabel	diapazon
Stirn	frunte
Stirn runzeln	a se încrunta
Stirnhöhle	sinus frontal
Stomabeutel/Stomasack	pungă pentru stomă
stören	a deranja

Strabismus/Schielen	strabism
Streckmuskel/Extensor	mușchi extensor
Stroke-Unit	unitate de recuperare după AVC
Stuhl	scaun
Stuhlgang haben	a avea scaun
Stupor/starke Benommenheit	stupoare/stupor
stürzen/fallen	a cădea
subfebrile Temperatur	temperatură subfebrilă
subkutan	subcutan
subkutaner Bluterguss	hematom subcutan
sublingual	sublingual
substituieren	a substitui
Substitution	substituție
Sudor/Schweiß	transpirație/sudoare
Suizid/Selbstmord	sinucidere/suicid
superficialis	superficial
superior	superior
Suppositorium/Zäpfchen	supozitor
Suppression	supresie
suspekt	suspect
Symbiose	simbioză
Symphyse	simfiză
Symphysis pubica	simfiză pubiană
Symptom	simptom
symptomatische Behandlung	tratament simptomatic
Syndrom	sindrom
synergetisch	sinergetic
Synergie	sinergie
Synkope	sincopă
Synthese	sinteză
Syphilis	sifilis
Systole	sistolă

T	
Tablett	tavă
Tablette	tabletă
Tachyarrhythmie	tahiaritmie
Tachykardie	tahicardie
Tageschirurgie	chirurgie de zi
Tagespflegezentrum für ...	centru de îngrijire de zi pentru ...
Taille	talie
taktil	tactil
Taschenlampe	lanternă
taub/gehörlos	surd
Teddybär	ursuleţ de pluş
temporär	temporar
teratogene Substanzen	substanţe teratogene
terminal	terminal
Testosteron	testosteron
Teststreifen	bandeletă pentru test rapid
Tetanus	tetanus
Tetraplegie	tetraplegie
Therapeut/-in	terapeut/-ă
therapeutisch	terapeutic
Therapie	terapie
Thermometer	termometru
Thiamin/Vitamin B1	tiamină/vitamina B1
Thorax/Brustkorb	torace/coşul pieptului
Thrombose	tromboză
Thrombozyten/Blutplättchen	trombocite/plachete
Thrombozytose	trombocitoză
Thrombus/Blutgerinnsel	tromb/cheag de sânge
Thyreoidea/Schilddrüse	glandă tiroidă
Tibia/Schienbein	tibie
tiefe A. femoralis	arteră femurală profundă

Tod	moarte/deces
Toilette	toaletă/WC
Toilettenstuhl	scaun de toaletă
Tonsillitis	tonsilită/amigdalită
Tonus	tonus
tot	mort/decedat
total	total
Totgeburt	naştere cu făt mort
Toxikologie	toxicologie
toxisch	toxic
Tracheotomie	traheotomie
tragbare Sauerstoffversorgung	aparat mobil de oxigen
Trage	targă
Tränenkanal	canal lacrimal
Transfusion	transfuzie
transitorisch	tranzitoriu
Transpiration	transpiraţie
Transplantation	transplant
Trapezmuskel/Trapezius	muşchiul trapez
Trauer	doliu
Trauma	traumă
traumatisch	traumatic
Trizeps	triceps
trocken	uscat
Trommelfell	timpan
Tropfen	picătură/strop
tropfen	a picura
tropfenweiser Urinabgang	jet urinar intermitent
Tubargravidität/ Eileiterschwangerschaft	sarcină tubară
Tuberkulose	tuberculoză
Tumor/Gewächs	tumoră
Tupfer	tampon

U	
Übelkeit jemandem ist übel	greaţă cuiva îi e greaţă
Übergewicht	suprapondere
Überträger/Transmitter	transmiţător
überwachen	a supraveghea/a monitoriza
umdrehen	a răsuci/a învârti
Umfang	circumferinţă
unangenehm	neplăcut
unerträglich	insuportabil
Unfall	accident/incident
Unfall- und Notfallambulanz	centru de primiri urgenţe
ungepflegt	neîngrijit
unkontrolliertes Urinieren	urinare necontrolată/ incontinenţă urinară
unsicher 1. nicht selbstbewusst 2. gefährdet	nesigur 1. fără încredere în sine 2. care nu e în siguranţă
Unterarm	antebraţ
unterdrücken/hemmen	a suprima/a inhiba
untere Hohlvene	vena cavă interioară
Unterkiefer	maxilarul inferior/mandibulă
Unterlippe	buza inferioară
unterschreiben	a semna
Unterschrift	semnătură
untersuchen	a consulta
Untersuchung	consult/consultaţie
Untersuchungsraum	cameră de consultaţie
Untersuchungstisch	masă de consultaţie
Unterwäsche	lenjerie intimă
Unterzucker/Hypoglykämie	hipoglicemie
Unverträglichkeit	intoleranţă
Unwohlsein	indispoziţie

Ureter/Harnleiter	ureter
Urethra/Harnröhre	uretră
Urin	urină
Urinbehälter/-flasche	recipient pentru urină
urinieren	a urina/micţiona
Urinprobe	probă de urină
Urologe/-in	urolog/-oagă
Urologie	urologie
Urometer	urometru
Ursache	cauză
Uterus	uter
Unterleib	pântec
Unverständnis	neînţelegere
Unannehmlichkeit	neplăcere
unannehmbar	inacceptabil
V	
V. (Vena, Vene)	v. (venă, vene)
V. axillaris	v. axilară
V. basilica	v. bazilică
V. brachiocephalica	v. brahiocefalică
V. cava inferior	v. cavă inferioară
V. cava superior	v. cavă superioară
V. cephalica	v. cefalică
V. femoralis	v. femurală
V. iliaca communis	v. iliacă comună
V. iliaca externa	v. iliacă externă
V. iliaca interna	v. iliacă internă
V. interna jugularis	v. jugulară internă
V. jugularis	v. jugulară
V. poplitea	v. poplitee
V. portae	v. portă
V. saphena parva	v. safenă externă/mică

V. saphena magna V. sinus rectus V. subclavia links V. superiores cerebri	v. safenă mare v. sinusul drept v. subclaviculară stângă v. cerebrală superioară
Vagina	vagin
Vakzin/Impfstoff	vaccin
Vakzination/Impfung	vaccin/vaccinare
Valva/Herzklappe	valvă
Variola/Pocken	variolă
Varizellen/Windpocken	varicelă
Varizen/Krampfadern	varice
vaskulär	vascular
Vasodilatation/Gefäßerweiterung	vasodilatație
Vasokonstriktion/ Gefäßverengung	vasoconstricție
(sich) verändern	a (se) modifica
verängstigt sein	a fi temător
verantwortlich sein	a fi responsabil
verärgert sein	a fi supărat
verbal	verbal
Verband	bandaj
(sich) verbessern	a (se) ameliora/îmbunătăți
Verbreitung/Ausbreitung	răspândire/extindere
verdauen	a digera
Verdauung	digestie
vergessen	a uita
vergesslich	uituc
vergewaltigen	a viola
Vergewaltigung	viol
vergrößert	mărit/sporit
verhindern	a obstrucționa/a împiedica
Verhütungsmittel	metodă de contracepție
verlängertes Mark	bulbul rahidian

Verletzung	rană/plagă
Verlust der Oberhaut	pierdere de epidermă
vernarbt	cicatrizat
vernarben	a se cicatriza
vernünftig	raţional
verschreiben	a prescrie
verschwommen (sehen)	(a vedea) prin ceaţă
Versicherungskarte/E-Card	card de asigurare
verstauchen	a luxa
Versteifung	încordare
verstellbares Krankenbett	pat ajustabil
Verstopfung/Obstipation	constipaţie
Vertebra/Wirbel	vertebră
Vertigo/Schwindel	vertij/ameţeală
vertraulich	confidenţial
Verwachsung	aderenţă
Verwaltung	administraţie
verwechseln	a confunda
Verwechslung	confuzie
verwirrt sein	a fi confuz
Vigilanz	vigilenţă
viral	viral
Virulenz	virulenţă
Visite	vizită medicală
Viskosität	vâscozitate
vorbeugen	a preveni
Vorbeugung/Prävention	prevenţie
Vorhaut	prepuţ
Vormund	tutore
vorschlagen	a propune
Vorsorgeuntersuchung	control profilactic
Vulva	vulvă

W	
Waage	cântar
wachsen	a crește
Wachstum	creștere
Wade	gambă
Wadenbein	fibulă
Wange	obraz
Wangenknochen	os zigomatic
Warze/Verruca	neg
Waschbecken	chiuvetă
Wasser	apă
Wattestäbchen	bețișoare cu vată
Wehen	contracții uterine în travaliu
weiblich	feminin
Werkzeug/Hilfsmittel	instrument
Wimper	geană
Windel	scutec
Wirbel	vârtej/vertebră
Wirbelsäule	coloană vertebrală
Wohnheim für junge Erwachsene	cămin pentru tineri adulți
Wundausschneidung	excizie
Wundtoilette/Débridement/ Nekrektomie	toaleta plăgii/debridare/ necrectomie
würgen	a sufoca/a sugruma/a avea senzație de vomă
Würgereflex	reflex de vomă
Wurm (Pl. Würmer)	vierme (pl. viermi)
Wut	furie
Wutanfall	atac de furie
wütend	furios
X	
X-Beine	picioare în X/genu valgum

Z	
Zahnarzt/-ärztin	stomatolog/-oagă
Zahnbürste	periuță de dință
Zahnfleisch	gingie
Zahnpasta	pastă de dinți
Zahnschmerz	durere de dinți
Zahnspange	aparat dentar
Zange	cleşte
Zäpfchen	supozitor
Zehe	deget de la picior
Zehennagel	unghie de la picior
zentral	central
zerebral	cerebral
Zerrung/Verstauchung	entorsă/luxație
Zervikalstütze	suport cervical
Zervix	cervix
Zilie	geană
Zirkumzision/Beschneidung	circumcizie
Zirrhose	ciroză
zittern	a tremura
Zorn	mânie
zornig	mânios
Zunge	limbă
Zungenspatel	spatulă
zurechtkommen	a se descurca
zurückhalten/festhalten	a reține/a ține strâns
(sich) zusammenrollen	a (se) ghemui
zwicken	a ciupi
Zwilling	geamăn
zwinkern/blinzeln	a face cu ochiul/a clipi
Zwölffingerdarm	duoden
Zyanose	cianoză

zyanotisch	cianotic
Zygote	zigot
zyklisch	ciclic
Zyste	chist
Zytologie	citologie

Kurze Anweisungen

(nach A. Jibidar)

Deutsch	Rumänisch
Achten Sie bitte darauf, dass der Schlauch nicht geknickt wird.	Aveţi grijă ca tubul să nu fie îndoit.
Achten Sie darauf, genug Wasser zu trinken.	Aveţi grijă să beţi suficientă apă.
Atmen Sie bitte den Dunst/ Nebel ein.	Vă rog să inspiraţi aburii.
Atmen Sie bitte ganz normal ein und aus.	Vă rog să inspiraţi şi să expiraţi normal.
Atmen Sie bitte tief ein und halten Sie die Luft an.	Vă rog să inspiraţi adânc şi să ţineţi aerul în piept.
Atmen Sie bitte tief ein.	Vă rog să inspiraţi adânc.
Behalten Sie das bitte unter der Zunge, bis es vollkommen schmilzt.	Vă rog să păstraţi asta sub limbă până se topeşte în totalitate.
Behalten Sie es bitte an.	Nu vă dezbrăcaţi./Nu o daţi jos.
Behalten Sie es bitte im Auge.	Vă rog să urmăriţi chestiunca.
Bei Beschwerden informieren Sie bitte den Arzt/die Ärztin (die Krankenpflegerin/den Krankenpfleger).	În caz de neplăceri/acuze informaţi medicul (asistenta).
Betätigen Sie bitte die Rufglocke, wenn Sie etwas brauchen.	Folosiţi soneria, dacă aveţi nevoie de ceva.
Beugen Sie bitte den Arm vor.	Întindeţi braţul înainte.
Beugen Sie sich bitte vor.	Aplecaţi-vă în faţă.
Bewahren Sie bitte alle Medikamente außerhalb der Reichweite von Kindern auf.	Nu lăsaţi medicamentele la îndemâna copiilor.
Bewahren Sie es bitte im Kühlschrank auf.	Păstraţi la frigider.

Bewahren Sie es unter 25 Grad Celsius auf.	Păstraţi la o temperatură de sub 25 de grade Celsius.
Bewegen Sie sich bitte nicht.	Nu vă mişcaţi.
Bitte beantworten Sie die Fragen.	Vă rog să răspundeţi la întrebări.
Bitte entspannen Sie sich.	Vă rog să vă relaxaţi.
Blasen Sie bitte in das Rohr.	Vă rog să suflaţi în tub/ţeavă.
Bleiben Sie bitte ruhig stehen.	Vă rog să rămâneţi liniştit pe loc.
Bleiben Sie bitte sitzen.	Vă rog să rămâneţi aşezat.
Buchstabieren Sie bitte den Namen für mich.	Spuneţi-mi numele pe litere.
Drehen Sie bitte das Gehgestell um.	Vă rog să întoarceţi cadrul de mers.
Drehen Sie bitte den Kopf nach links.	Întoarceţi capul spre stânga.
Drehen Sie bitte die Sauerstoffzufuhr auf.	Daţi drumul la sursa de oxigen.
Drehen Sie sich bitte um.	Vă rog să vă întoarceţi.
Drücken Sie bitte ein paar Minuten drauf.	Ţineţi apăsat câteva minute.
Es ist gut, mit Ihrer Familie/Ihrem Partner/Ihrer Partnerin darüber zu sprechen.	E bine să vorbiţi cu familia/partenerul/partenera dvs. despre asta.
Es ist vollkommen in Ordnung, wenn Sie sich das überlegen wollen.	Este absolut în ordine, dacă mai aveţi nevoie de timp de gândire.
Es ist wichtig, dass Sie sich ausgewogen ernähren.	Este important să vă hrăniţi în mod echilibrat.
Es ist wichtig, dass wir Ihre Entlassung zusammen vorbereiten.	Este important să vă pregătim împreună externarea.
Fragen Sie bitte Ihren Hausarzt.	Întrebaţi medicul de familie.
Fragen Sie bitte, wenn Sie mehr Erkärungen benötigen.	Întrebaţi dacă aveţi nevoie de mai multe explicaţii.
Fragen Sie um Hilfe.	Cereţi ajutor.

Füllen Sie bitte das Formular aus.	Vă rog să completaţi formularul.
Geben Sie bitte Ihre Papiere in der Anmeldestelle ab.	Predaţi documentele la recepţie.
Gehen Sie bitte langsam.	Vă rog să păşiţi cu grijă.
Gehen Sie bitte zu Zimmer 345.	Vă rog să mergeţi la camera 345.
Gehen Sie langsam, wir haben genug Zeit.	Mergeţi încet, avem destul timp.
Halten Sie hier bitte einige Minuten, bis es aufhört zu bluten.	Ţineţi apăsat câteva minute până când se opreşte sângerarea.
Halten Sie das bitte fest.	Ţineţi strâns de asta.
Halten Sie den Kopf gerade und schauen Sie nach rechts.	Ţineţi capul drept şi priviţi spre dreapta.
Halten Sie sich bitte an dem Haltegriff fest.	Ţineţi-vă strâns de mâner.
Heben Sie bitte den Kopf einen Moment.	Ridicaţi capul pentru un moment.
Heben Sie bitte Ihre Arme hoch/strecken Sie die Arme nach vorne.	Ridicaţi braţele sus/ Întindeţi braţele în faţă.
Ich verstehe, dass es ganz schön verwirrend sein kann, wenn ...	Înţeleg că poate fi derutant să ...
Ich würde empfehlen, dass Sie die Folgen mit Ihrem Partner/ Ihrer Partnerin offen besprechen.	Aş recomanda să discutaţi deschis consecinţele/urmările cu partenerul/partenera dvs.
Informieren Sie bitte Ihre Familie über unsere Besuchszeiten.	Anunţaţi-vă familia care sunt orele noastre de vizită.
Kauen Sie gut, bevor Sie schlucken, wir haben genug Zeit.	Mestecaţi pe îndelete înainte să înghiţiţi, avem destul timp.
Kommen Sie bitte herein.	Vă rog să intraţi.
Können Sie mir bitte Ihre Hand zeigen?	Îmi puteţi arăta mâna, vă rog?
Können Sie sich bitte aufrichten?	Vă puteţi ridica/îndrepta, vă rog?

Krempeln Sie bitte den Ärmel auf.	Vă rog să vă suflecați mânecile.
Langsam bitte.	Încet, vă rog.
Lassen Sie bitte Ihre Wertsachen zu Hause, wenn Sie zur Aufnahme kommen.	Lăsați lucrurile de preț acasă, când veniți să vă internați.
Legen Sie bitte Ihren Arm auf das Kissen/Bett, Sie brauchen ihn nicht hochzuhalten.	Așezați brațul pe pernă/pat, nu trebuie să-l țineți ridicat.
Legen Sie sich auf den Bauch.	Vă rog să vă întindeți pe burtă.
Legen Sie sich bitte hin.	Vă rog să vă întindeți.
Legen Sie sich jetzt bitte auf den Rücken.	Vă rog să vă întindeți acum pe spate.
Lesen Sie bitte die Informationsunterlagen, die Sie erhalten haben.	Citiți documentația pe care ați primit-o.
Machen Sie bitte den Mund auf.	Vă rog să deschideți gura.
Machen Sie sich bitte eine Notiz.	Vă rog să vă notați acest lucru.
Machen Sie sich bitte keine Sorgen, die Ärzte tun ihr Bestes.	Nu vă faceți griji, medicii fac tot ce le stă în putință.
Nehmen Sie bitte alle Schmuckstücke ab.	Vă rog să scoateți bijuteriile.
Nehmen Sie bitte die Maske ab.	Vă rog să vă dați jos masca.
Nehmen Sie das Medikament bitte immer vor den Mahlzeiten.	Vă rog să luați medicamentul întotdeauna înainte de masă.
Nehmen Sie das Medikament nicht mit Alkohol, Wasser ist immer am besten.	Nu luați medicamentul cu alcool, apa e cea mai potrivită.
Nehmen Sie sich bitte Zeit, um das in Ruhe zu lesen.	Vă rog să aveți răbdare să citiți tot în liniște.
Prüfen Sie bitte das Ablaufdatum.	Vă rog să controlați data expirării.
Prüfen Sie bitte noch Ihre Daten und unterschreiben Sie da unten.	Controlați datele personale și apoi semnați acolo jos.

Reinigen Sie bitte immer die Brustwarzen vor dem Stillen.	Spălaţi sfârcurile înainte de alăptare.
Rollen Sie bitte zur Seite.	Răsuciţi-vă într-o parte.
Sagen Sie mir bitte, wie Sie sich dabei fühlen.	Spuneţi-mi cum vă simţiţi în timpul ...
Schauen Sie bitte geradeaus.	Vă rog să priviţi înainte.
Schauen Sie bitte hinauf.	Vă rog să priviţi în sus.
Schlucken Sie bitte die Tablette.	Vă rog să înghiţiţi tableta.
Schreiben Sie bitte mit.	Vă rog să notaţi.
Schreiben Sie es bitte hier für mich auf.	Vă rog să notaţi aici pentru mine.
Schütteln Sie es vor der Anwendung.	Agitaţi înainte de folosire.
Setzen Sie bitte die Maske auf.	Puneţi-vă masca.
Setzen Sie sich bitte auf die Toilette.	Vă rog să vă aşezaţi pe WC.
Setzen Sie sich bitte hin.	Vă rog să vă aşezaţi.
Setzen Sie sich bitte in den Rollstuhl.	Vă rog să vă aşezaţi în scaunul cu rotile.
Sie können auch mit dem Gehgestell ganz normal umdrehen.	Vă puteţi întoarce şi cu cadrul de mers fără probleme.
Stehen Sie bitte auf.	Vă rog să vă ridicaţi.
Stehen Sie bitte gerade und bleiben Sie so.	Vă rog să staţi drept şi rămâneţi aşa.
Stehen Sie bitte gerade.	Vă rog să staţi drept.
Stellen Sie bitte die Füße auf die Matte.	Vă rog să vă aşezaţi picioarele pe saltea.
Stellen Sie den Behälter auf den Tisch.	Aşezaţi recipientul pe masă.
Stellen Sie sich bitte auf die Waage.	Vă rog să urcaţi pe cântar.
Stellen Sie sicher, dass sich das Produkt vollständig aufgelöst hat, bevor Sie es verwenden.	Asiguraţi-vă că produsul s-a dizolvat complet înainte să-l folosiţi.

Strecken Sie bitte den Arm nach vorne.	Întindeţi braţul în faţă.
Trinken Sie ein Glas Wasser.	Beţi un pahar de apă.
Trinken Sie schluckweise, bitte.	Vă rog să beţi înghiţitură cu înghiţitură
Überprüfen Sie das bitte nochmals.	Mai controlaţi o dată.
Unterschreiben Sie bitte die Einwilligung.	Vă rog să semnaţi acordul/consimţământul.
Vermeiden Sie Alkohol (während der Behandlung).	Evitaţi consumul de alcool (în timpul tratamentului).
Vermeiden Sie Sonne während der Behandlung mit diesem Medikament.	Evitaţi soarele în timpul tratamentului cu acest medicament.
Vermeiden Sie direktes Sonnenlicht nach der Einnahme des Medikaments.	Evitaţi expunerea directă la soare după ce luaţi acest medicament.
Versuchen Sie bitte nur den mittleren Strahl des Urins zu nehmen.	Încercaţi să colectaţi doar jetul mijlociu din timpul urinării.
Versuchen Sie es immer wieder.	Încercaţi în mod repetat.
Versuchen Sie früh ins Bett zu gehen, unbedingt vor Mitternacht.	Încercaţi să vă culcaţi devreme, neapărat înainte de miezul nopţii.
Warten Sie bitte hier drinnen.	Vă rog să aşteptaţi înăuntru.
Warten Sie bitte hier, Sie werden aufgerufen.	Vă rog să aşteptaţi aici, veţi fi chemat/ă.
Warten Sie, ich helfe Ihnen.	Aşteptaţi, vă ajut eu.
Waschen Sie sich bitte gründlich die Hände.	Vă rog să vă spălaţi bine mâinile.
Wenn Sie atmen, holen Sie ganz tief Luft.	Când respiraţi, inspiraţi foarte adânc.
Wenn Sie sich noch nicht bereit fühlen, können wir es später probieren.	Dacă nu vă simţiţi pregătit/ă, putem încerca mai târziu.

Werfen Sie bitte die Flasche nach Überschreiten des Ablaufdatums weg.	Aruncaţi sticla după depăşirea datei de expirare.
Werfen Sie bitte jeglichen Rest weg/was Sie nicht verwendet haben.	Aruncaţi orice rest/ceea ce nu aţi folosit.
Werfen Sie sofort den benutzten Verband weg.	Aruncaţi imediat pansamentul folosit.
Wir könnten Ihre Entlassung mit Ihrer Frau/Ihrem Mann/Ihrem nächsten Verwandten besprechen.	Am putea discuta externarea dvs. cu soţia/soţul/rudele aropiate.
Zeigen Sie mir mal bitte Ihr Patientenarmband.	Vă rog să-mi arătaţi brăţara de pacient.
Ziehen Sie bitte Ihr Nachthemd/ Ihren Pyjama aus.	Vă rog să vă daţi jos cămaşa de noapte/pijamaua.
Ziehen Sie bitte Ihren Morgenmantel aus/an.	Vă rog să vă daţi jos halatul.
Zögern Sie bitte nicht zu fragen.	Nu ezitaţi să puneţi întrebări.

Dialoge

(nach A. Jibidar)

Rumänisch

Allgemeines

1

Asistenta medicală: Dvs. sunteţi doamna Teodorescu, corect? Luaţi loc, vă rog.

Pacientă: Bună ziua, mulţumesc!

Asistenta medicală: Numele meu este Claudia. Astăzi mă voi ocupa de dvs. Mai întâi am nevoie de câteva informaţii de la dvs. Câteva date, care trebuie verificate, lipsesc.

Pacientă: Am înţeles.

Asistenta medicală: Data şi locul naşterii, vă rog.

Pacientă: Sunt născută pe 14 aprilie 1975 în Cluj.

Asistenta medicală: Adresa, vă rog.

Pacientă: Margaretenstraße 33/7 în sectorul 5, adică 1050 Viena.

Asistenta medicală: Numărul dvs. de telefon este (01) 7542391?

Pacientă: Corect.

Asistenta medicală: L-aţi trecut pe Daniel Teodorescu ca persoană de contact, dar lipsesc adresa şi numărul lui de telefon.

Pacientă: Oh, e fiul meu. Are aceeaşi adresă, pentru că locuieşte în aceeaşi locuinţă. Numărul lui este 0699/348722089.

Asistenta medicală: Bine, cred că am toate informaţiile necesare, mulţumesc. Acum vă arăt camera.

2

Asistenta medicală: Bună ziua, domnule Roşa. Văd că aţi ocupat deja camera. Vă descurcaţi?

Pacient: Da, mulţumesc, cred că da.

Asistenta medicală: Atunci vă arăt rapid unde găsiţi ce aveţi nevoie. Aceasta este soneria. Apăsaţi pe ea, când aveţi nevoie de ceva. Patul este reglabil, puteţi ridica ori partea superioară, ori cea inferioară. Apăsaţi aici în sus sau în jos.

Pacient: Am înţeles, ce plăcut este ! În mod normal îmi ţin capul mai ridicat.

Asistenta medicală: Aici aveţi lampa pentru citit.

Pacient: Bine.

Asistenta medicală: Baia se află aici. Aveţi nevoie de ajutor în baie?

Pacient: În mod normal nu, dar după operaţie s-ar putea să am nevoie de ajutorul dvs. Vă anunţ eu.

Asistenta medicală: Bine! Mai aveţi nevoie de ceva?

Pacient: Nu, nu cred.

Asistenta medicală: Revin mai târziu pentru câteva întrebări şi explicaţii.

Pacient: În regulă.

3

Asistenta medicală: Doamnă Gül, biletul de externare este gata. Am şi un medicament pentru dvs. Trebuie să-l luaţi de două ori pe zi, preferabil dimineaţa şi seara. Luaţi-l cu apă.

Pacientă: Bine, aşa voi face.

Asistenta medicală: Luaţi-l până la ultima tabletă. E important.

Pacientă: Aşa voi face. Ce mai aveţi acolo?

Asistenta medicală: Aceasta este o reţetă pentru alte medicamente. Trebuie să mergeţi la farmacie pentru a le cumpăra.

Pacientă: Soţul meu a revenit, poate lua el biletul de ieşire din spital şi reţeta. Vă mulţumesc, că v-aţi ocupat aşa de bine de mine.

4

Asistenta medicală: Vă bucurați că vă puteți întoarce acasă astăzi? Văd că v-ați făcut deja bagajele.

Pacient: Mă bucur că voi fi în curând acasă.

Asistenta medicală: Înțeleg. Să parcurgem încă odată ce aveți de făcut acasă.

Pacient: Am putea face acest lucru, când ajunge fiica mea? Mă va duce acasă cu mașina și se va îngriji de mine.

Asistenta medicală: Sigur. Atunci revin mai târziu.

5

Asistenta medicală: Cum vă mai simțiți?

Pacient: Nu prea bine, am dureri de cap puternice.

Asistenta medicală: Vom acționa împortiva lor. Vă aduc un analgezic. Când ați luat ultimul?

Pacient: Acum două ore, cred. Poate că a trecut mai mult timp, nu pot spune cu exactitate, probabil că am ațipit între timp.

Asistenta medicală: Un moment, informația e notată oricum în foaia de observație, stați să verific ... Acum trei ore ați luat unul, cu o doză scăzută. Vă mai aduc un analgezic.

6

Asistenta medicală: Bună dimineața, domnule Avram. Eu sunt Maria și astăzi mă ocup de dvs. Cum vă simțiți azi?

Patient: Așa și așa ... Mai trebuie să facem astăzi ceva?

Asistenta medicală: Păreți îngrijorat. E ceva?

Patient: M-am săturat de toate examinările. Nu am avut niciodată ...

Asistenta medicală: Înțeleg.

Patient: Credeți că este totul în regulă cu inima mea? Nu înțeleg ce se întâmplă.

Asistenta medicală: Vă derutează ce se întâmplă, așa-i?

Patient: Da. Nu înțeleg de ce am suferit acest infarct, nu beau, nu fumez ...

Asistenta medicală: EKG-ul înregistrează orice nerugularitate, iar măsurarea regulată a presiunii arteriale ne arată dacă se înregistrează la un moment dat o creștere a valorii glicemiei.

7

Asistenta medicală: Vă este foame, domnule Pop ? Acesta este prânzul dvs.

Pacient: Ce bine, mă bucur! Mi-e foame încet-încet. Iar asta este o raritate în ultimul timp!

Asistenta medicală: Stați comod?

Pacient: Da, da, mulțumesc.

Asistenta medicală: Bine, poftiți. Mestecați încet și bine. Avem destul timp. Este îmbucurător că v-a revenit pofta de mâncare. Ați văzut paharul anti curgere? Îl puteți folosi singur. Așa puteți să vă recăpătați treptat autonomia. Vom experimenta încet totul.

Pacient: Mulțumesc, că vă ocupați de mine așa de bine. Astăzi voi încerca să beau din pahar, iar în zilele ce urmează voi încerca și celelalte lucruri.

Asistenta medicală: Da, așa să faceți. Sunt sigură că veți reuși.

8

Asistenta medicală: Am revenit, domnule Salif. E totul în ordine?

Pacient: Da. Mă puteți ajuta să fac duș, vă rog?

Asistenta medicală: Sigur că da, de asta sunt aici. Apucați trapezul și ridicați-vă în poziție de șezut. Acum mișcați picioarele încet în afara patului. Vă ajut, dacă este necesar. Bine ... încet.

Pacient: Pe zi ce trece mă descurc mai bine.

Asistenta medicală: Sunteți stabil pe picioare?

Pacient:Da, mulțumesc.

Asistenta medicală: Așteptați, aici este cadrul de mers. Îl țin strâns până când apucați mânerele.
Pacient: Le-am apucat.
Asistenta medicală: Bine, cum e? Stabil?
Pacient: Putem merge.

9

Asistenta medicală: Bună, Thomas, mă numesc Iasmina. Sunt asistenta ta medicală, responsabilă cu garda de noapte.
Pacient: Bună, Iasmina.
Asistenta medicală: Am citit că ieri ai fost supus unei sesiuni de radioterapie. Cum a fost?
Pacient: A fost ok, presupun, dar azi mă simt de-a dreptul rău. Și...
Asistenta medicală: Înțeleg că trebuie să fie greu pentru tine uneori. Iar pentru că ești de mult în spital, probabil că ți-e dor de familia ta și de prieteni.
Pacient: Nu este prea distractiv să verși, dar este suportabil. Doar că ... părinții mei ...
Asistenta medicală: Poți vorbi cu ei despre situația ta?
Pacient: Ei se prefac mereu că ar fi totul în regulă. Asta mă enervează, nu-mi plac minciunile.
Asistenta medicală: Înțeleg. Ai o soră mai mare, așa-i?
Pacient: *(dă aprobator din cap)*
Asistenta medicală: Ar putea să vorbească cu părinții tăi despre asta, dacă o rogi?
Pacient: Da. Poate. Îți mulțumesc că m-ai ascultat. Mulțumesc mult.
Asistenta medicală: Cu plăcere.

10

Asistenta medicală: Bună dimineaţa, doamnă Heldwein, mă bucur să vă văd. Aţi venit la control?

Pacientă: Bună dimineaţa, Anna. Da, am venit pentru control.

Asistenta medicală: Să începem cu greutatea, iar apoi urmează tensiunea aterială ...

Pacientă: Trebuie să vă spun, că sufăr de constipaţie mult mai puternic decât în sarcinile precedente.

Asistenta medicală: După cum ştiţi, acest lucru nu este neobişnuit în timpul sarcinii. Încercaţi să contracaraţi acest fenomen printr-o alimentaţie echilibrată. Mâncaţi multe fructe şi legume proaspete? Gătiţi alimente proaspete?

Pacientă: La fel ca înainte. Ştiu că ar trebuie să mănânc mai multe fructe şi legume, aşa cum am făcut în a doua sarcină. Doar că am mai puţin timp să gătesc, deoarece copiii mei au nevoie de multă atenţie.

Asistenta medicală: Să vorbim despre activităţile şi obiceiurile dvs. alimentare. Şi despre cât timp liber puteţi avea. Şi atunci putem planifica împreună ce e cel mai bine pentru dvs. În regulă ?

Pacientă: Da, bună idee. Trebuie să-mi adun puterile şi să devin mai disciplinată. Nu mai sunt atât de tânără.

11

Asistenta medicală: Bună ziua, doamnă Platzgummer, bună, Tom. Ce mare te-ai făcut!

Pacient: Am şase ani deja.

Asistenta medicală: O! Te aşezi, te rog, aici, Tom? Pari obosit.

Mama: Spune, că se simte rău. A avut febră în ultimele două zile. Tuşeşte de asemenea. Azi-noapte nu a putut dormi deloc din cauza durerilor de ureche.

Asistenta medicală: Tom, mă voi uita acum cu o mică lanternă în urechile tale, apoi în gât ... Ești răcit, nu e nimic grav, dar trebuie să rămâi câteva zile în pat. Este important să bei mult. Ce îți place să bei?
Pacient: Ceai de fructe și suc de portocale.
Asistenta medicală: Bea mult ceai, va ajuta în orice caz.
Sunt sigură că te vei însănătoși rapid. Fii cuminte și ia medicamentul, pe care ți-l dă mama, stai în pat și odihnește-te.

Beobachtung und Behandlung

1

Asistenta medicală: Bună dimineața. Doamna Maier?
Pacientă: Da. Bună dimineața!
Asistenta medicală: Colega mea Manuela va efectua prima consultație.
Pacientă: Bună dimineața.
Asistenta medicală 2: Bună dimineața, doamna Maier! Pot să mă uit puțin la brățara dvs. de pacientă, vă rog?
Pacientă: Poftiți.
Asistenta medicală 2: Bine! Așa, mai întâi vă cântăresc, iar apoi vă măsor pulsul. După asta verific respirația și tensiunea arterială.
Pacientă: O, înțeleg.
Asistenta medicală 2: Vă rog să vă urcați pe cântar.
Pacientă: Desigur ... Deci?
Asistenta medicală 2: 80 de kilograme.
Asistenta medicală: Aceasta este greutatea dvs. obișnuită?
Pacientă: Da.
Asistenta medicală 2: Acum vă rog să vă suflecați mâneca, așa încât să pot atașa manșeta tensiometrului. Lăsați brațul să atârne.
Pacientă: Știu.

Asistenta medicală:Vă rog să nu vorbiți acum, este important să vă păstrați calmul. Voi agăța acum acest clips de degetul dvs., pentru a măsura saturația oxigenului.
Pacientă: Sunt în ordine valorile?
Asistenta medicală 2: Tensiunea dvs. este de 120/72, ceea ce e normal. Pulsul este 69, bun și el, iar saturația oxigenului măsoară 97 %, și aceasta e în ordine. Se referă la ponderea oxigenului în sânge.
Pacientă: Ok.

2

Asistenta medicală: Bună ziua, doamna Böhler. Cum vă simțiți azi?
Pacientă: Am dureri de cap groaznice ... Nici nu am dormit prea mult.
Asistenta medicală: Înțeleg ... Ieri ați făcut chimioterapie?
Pacientă: Da. Și azi-dimineața mi-a fost foarte rău. Atât de rău încât a trebuit să vărs.
Asistenta medicală: Vă voi da o infuzie împotriva greții.
Așa, doamna Böhler, gata. Am adus și o scară a durerii. Vreau să vă rog să indicați aici intensitatea durerii, la ce intensitatea ar fi? Scara este de la 0 „fără dureri" până la 10 „dureri insuportabile". – Vă aduc imediat un analgezic. Ce ziceți de o cană cu ceai de plante?
Pacientă: Mi-ar plăcea, mulțumesc.
Asistenta medicală: V-o aduc în aproximativ o jumătate de oră, când antiemeticul își va face efectul.
Pacientă: Foarte amabil. Mulțumesc.

3

Pacientă: Am nevoie de ajutorul dvs.!
Asistenta medicală: Bună seara, doamna Mooshammer. Fac garda de noapte și mă voi ocupa de dvs. Cu ce vă pot ajuta?

Pacientă: Acest tub pare să se fi mişcat, probabil în timp ce dormeam. Poate că am tras de el.
Asistenta medicală: Să vedem. Pare să fie totul în regulă, şi pompa funcţionează bine. Mă ocup de tub, aşa încât să puteţi dormi comod, fără să trageţi de pompă.
Pacientă: Mulţumesc.
Asistenta medicală: Cu plăcere.
Pacientă: Aţi putea trece mai târziu pe aici? M-aş simţi mult mai bine, dacă aş şti că treceţi pe aici din când în când şi verificaţi. M-am speriat, când m-am trezit.
Asistenta medicală: Sigur, aşa voi face, nu vă faceţi griji. Dacă e nevoie, sunaţi! Somn uşor!

4

Asistenta medicală: Bună, Andreas, îţi aminteşti că voiam să vorbim despre respiraţie în caz de astm?
Pacient: Da ...
Asistenta medicală: De asta sunt aici. În regulă?
Pacient: Nu am de ales, sau?
Asistenta medicală: Putem vorbi şi altă dată. E vorba despre următoarele: dacă înţelegi cum funcţionează respiraţia, poţi înţelege ce se întâmplă când ai un atac de astm.
Pacient: Cred că aveţi dreptate. Mă gândeam că nu am nimic de învăţat, pentru că mă aflu în spital şi nu la şcoală. Dar din păcate totuşi ...
Asistenta medicală: Înţeleg. Nu-ţi place să înveţi, sau?
Pacient: Putem face asta acum, măcar am scăpat. Asta e pentru mine?
Asistenta medicală: Da, este o broşură practică. Desenele ilustrează cum funcţionează aparatul respirator. Când inspiri, aerul ajunge din nas în gură şi apoi în gâtlej. Aerul trece apoi prin laringe, şi după prin

trahee şi exact aceasta este zona care în cazul unui atac de astm se umflă şi se îngustează. În acest caz nu pătrunde suficient aer până la alveolele pulmonare. Le vezi aici?
Pacient: Ce tare! De asta nu am aer atunci! Şi mă doare pieptul.
Asistenta medicală: Exact, pentru că muşchii pieptului se contractează, e şi mai greu să respiri. Din acest motiv este important să iei medicamentele în mod regulat.
Pacient: Nu voi mai uita niciodată să-mi iau medicamentele. Promit!

5

Asistenta medicală: Aici aveţi tot ceea ce vă este necesar pentru proba de urină. Nu vă faceţi griji, vă explic totul, pas cu pas.
Pacient: Şi ce înseamnă totul? Aţi menţionat jetul mijlociu de urină, îmi amintesc.
Asistenta medicală: Să începem cu începutul, de acord? Mai întâi trebuie să vă spălaţi pe mâini, apoi vă curăţaţi uretra, adică orificiul urinar cu aceste şerveţele umede de unică folosinţă, ca să nu se producă o infecţie.
Pacient: După ce m-am spălat pe mâini, trebuie să spăl şi zona genitală?
Asistenta medicală: Exact. Ţineţi pregătit recipientul steril, undeva în apropiere. Luaţi jetul urinar mijlociu. Asta înseamnă că veţi lăsa să curgă urina în toaletă în prima fază şi apoi folosiţi recipientul. Vă rog să nu atingeţi marginea cu degetele.
Pacient: Iar recipientul îl ţin aşa?
Asistenta medicală: Da, Corect. Exact. Apoi îndepărtaţi recipientul şi urinaţi mai departe în toaletă. Apoi închideţi recipientul.
Pacient: Am înţeles.

6
Asistenta medicală: Bună ziua, doamna Schubert. Mă numesc Erika. Astăzi mă îngrijesc de rana dvs. Mă pot uita la brațul dvs.?
Pacientă: Desigur.
Asistenta medicală: Mersi. Voi îndepărta bandajul și mă voi uita la rană.
Pacientă: În ordine ... Și?
Asistenta medicală: Arată bine, nu e puroi, iar pielea din jurul rănii nu e foarte roșie.
Pacientă: Mă bucur să aud că rana se vindecă bine.
Asistenta medicală: Voi pune doar un bandaj, iar până săptămâna viitoare ar trebui să fie totul în regulă.

Unterstützung

1
Asistenta medicală: Bună dimineața, doamnă Wieser. Numele meu este Alina și astăzi mă voi ocupa de dvs. E totul în regulă până acum?
Pacientă: Bună, Alina, da, totul e ok.
Asistenta medicală: Vom parcurge acum împreună pregătirea pentru operație, de acord?

Pacientă: Da.
Asistenta medicală: Am aici fișa dvs. medicală. Totul pare să fie în regulă. Ați semnat personal formularele?
Pacientă: Da, așa am făcut. Pe acesta l-am trecut cu vederea. Semnez aici?
Asistenta medicală: Perfect. Ați semnat și că ați primit toate informațiile necesare privind operația. Mai aveți întrebări?

Pacientă: Nu. Totul este clar. Am citit chiar și informații și explicații suplimentare. Mai trebuie doar să-mi dau jos bijuteriile.
Asistenta medicală: Puneți-le aici.
Pacientă: Știu și că diseară și mâine dimineața trebuie să mă spăl cu un antispetic.
Asistenta medicală: Exact. Aveți două pachețele aici, unul pentru diseară, iar celălalt pentru mâine. Folosiți-l ca pe un săpun la duș.
Pacientă: Mă voi spăla cu el, înainte să merg la culcare.
Asistenta medicală: În ordine. Totuși păreți îngrijorată. Este totul în regulă?
Pacientă: Nu sunt îngrijorată, dar încet-încet devin emoționată.
Asistenta medicală: Este normal să vă fie teamă de o operație. Gândiți-vă doar că această intervenție va fi una ușoară pentru corpul dvs., este o incizie foarte mică.
Pacientă: Azi mă voi duce mai devreme la culcare ca să nu-mi mai fac așa de multe gânduri. Sper că nu voi avea prea mult timp înainte de operație, în care să fiu emoționată. Operația va avea loc mâine dimineața la 7, da?
Asistenta medicală: Exact, este planificată pentru mâine dimineață.

2

Pacient: Mi-e sete.
Asistenta medicală: Nu aveți voie să beți încă, dar vă voi umezi buzele.
Pacient: Sunt obosit. Lăsați-mă să dorm. Doare așa de tare.
Asistenta medicală: Vă mai dau un analgezic.
Pacient: Sunt atât de somnoros. Trebuie să beau ceva, vă rog.
Asistenta medicală: Acum primiți o infuzie. În aproximativ o oră aveți voie să beți din nou.

3

Pacientă: Bună, Mirjam.

Asistenta medicală: Am venit să văd cum vă simțiți. Vreți să vă întoarceți în salon? Păreți obosită.

Pacientă: Da, vă rog să mă duceți înapoi.

Asistenta medicală: Vreți să stăm puțin de vorbă?

Pacientă: Vreau doar să plec acasă, la soț și la copii. Au nevoie de mine

Asistenta medicală: Dar, doamna Ludwig, încă nu puteți să faceți prea mult pentru ei. Trebuie să vă recuperați și e important să vă monitorizăm rana pentru câteva zile, înainte să vă facem externarea.

Pacientă: *(plânge)*

Asistenta medicală: Înțeleg că vă este dor de familie și că vă faceți griji pentru ei.

Pacientă: Copiii mei nu au fost niciodată fără mine, de când s-au născut.

Asistenta medicală: Pot să mai rămân puțin cu dvs., mai am timp.

Pacientă: Da, vă rog, Mulțumesc.

Dialoge
Deutsch

Allgemeines

1

Krankenpflegerin: Guten Tag, Sie sind Frau Teodorescu, richtig? Nehmen Sie Platz, bitte.

Patientin: Guten Tag, danke!

Krankenpflegerin: Mein Name ist Claudia. Ich werde Sie heute betreuen. Zuerst brauche ich ein paar Informationen von Ihnen. Einige Daten, die ich noch überprüfen muss, fehlen.

Patientin: Einverstanden.

Krankenpflegerin: Ihr Geburtsdatum und Ihr Geburtsort, bitte?

Patientin: Ich bin am 14. April 1975 in Cluj geboren.

Krankenpflegerin: Ihre Adresse, bitte?

Patientin: Margaretenstraße 33/7 im fünften Bezirk, das ist 1050 Wien.

Krankenpflegerin: Ihre Telefonnummer lautet (01) 7542391?

Patientin: Das ist richtig.

Krankenpflegerin: Sie haben Daniel Teodorescu als Ihren nächsten Angehörigen angegeben, aber seine Adresse und Telefonnummer fehlen.

Patientin: Oh, das ist mein Sohn. Er hat die gleiche Adresse, da er im gleichen Haus wohnt. Seine Telefonnummer ist 0699/348722089.

Krankenpflegerin: Gut, ich glaube, dass ich jetzt alles habe, danke. Ich zeige Ihnen jetzt Ihr Zimmer.

2

Krankenpflegerin: Guten Tag, Herr Roşa. Ich sehe, Sie haben Ihr Zimmer schon bezogen. Finden Sie sich zurecht?

Patient: Ja, danke, ich denke schon.

Krankenpflegerin: Dann zeige ich Ihnen nur kurz, wo Sie was finden.
Das ist die Ruftaste. Drücken Sie die einfach, wenn Sie etwas brauchen. Das Bett ist verstellbar, Sie können entweder das Kopfteil und/oder das Fußteil aufrichten.
Drücken Sie einfach hier nach oben oder nach unten.

Patient: Ich verstehe, oh, das ist aber angenehm. Normalerweise habe ich meinen Kopf etwas höher.

Krankenpflegerin: Hier haben Sie das Leselicht.

Patient: Ist gut.
Krankenpflegerin: Das Badezimmer befindet sich hier. Brauchen Sie Hilfe im Badezimmer?
Patient: Eigentlich nicht, aber nach der Operation könnte ich Ihre Hilfe gebrauchen. Ich gebe Ihnen Bescheid.
Krankenpflegerin: Fein! Brauchen Sie noch etwas?
Patient: Nein, ich glaube nicht.
Krankenpflegerin: Ich komme später noch einmal für ein paar Fragen und Erklärungen.
Patient: In Ordnung.

3
Krankenpflegerin: Frau Gül, Ihre Entlassungsunterlagen sind fertig. Ich habe auch ein Medikament für Sie. Sie sollten es zwei Mal am Tag nehmen, am besten morgens und abends. Nehmen Sie es mit Wasser.
Patientin: Gut, mache ich.
Krankenpflegerin: Nehmen Sie es wirklich, bis es aufgebraucht ist. Das ist wichtig.
Patientin: Das mache ich. Und was haben Sie da noch?
Krankenpflegerin: Das ist ein Rezept für weitere Medikamente. Sie sollten diese Tabletten in der Apotheke besorgen.
Patientin: Mein Mann ist wieder da, er kann die Entlassungsunterlagen und das Rezept nehmen. Danke, dass Sie sich so gut um mich gekümmert haben.

4
Krankenpflegerin: Sind Sie froh, dass Sie heute nach Hause können? Ich sehe, Ihre Sachen sind schon gepackt.
Patient: Ich freue mich schon wieder, bald zu Hause zu sein.
Krankenpflegerin: Das kann ich verstehen. Gehen wir noch einmal alles durch, was Sie zu Hause zu tun haben.
Patient: Könnten wir das machen, wenn meine Tochter da ist? Sie wird mich mit dem Auto nach Hause bringen und sich um mich kümmern.
Krankenpflegerin: Sicher. Ich komme dann später.

5
Krankenpflegerin: Wie geht's Ihnen jetzt?
Patient: Nicht so gut, ich habe wirklich starke Kopfschmerzen.
Krankenpflegerin: Wir werden was dagegen tun. Ich bringe Ihnen eine Schmerztablette. Wann haben Sie die letzte genommen?
Patient: Vor zwei Stunden, glaube ich. Vielleicht ist es auch länger her, ich kann es nicht genau sagen, ich muss zwischendurch eingeschlafen sein.

Krankenpflegerin: Moment, es steht sowieso auf dem Kurvenblatt, ich werde das gleich überprüfen ... Vor drei Stunden haben Sie eine genommen, und es war eine niedrige Dosierung. Ich bringe Ihnen noch eine Schmerztablette.

6

Krankenpflegerin: Guten Morgen, Herr Avram. Ich bin Maria und ich bin heute für Sie zuständig. Wie fühlen Sie sich heute?
Patient: Na ja, es geht so ... Müssen wir heute wieder etwas tun?
Krankenpflegerin: Sie schauen besorgt aus. Ist etwas?
Patient: Ich habe die Nase voll von all diesen Untersuchungen. Ich habe nie ...
Krankenpflegerin: Ich verstehe.
Patient: Denken Sie, es ist alles in Ordnung mit meinem Herzen? Ich verstehe das alles nicht.
Krankenpflegerin: Alles ist ein bisschen verwirrend für Sie, oder?
Patient: Ja, schon. Ich verstehe nicht, wieso ich diesen Herzinfarkt hatte, ich trinke nicht, ich rauche nicht ...
Krankenpflegerin: Das EKG erfasst etwaige Unregelmäßigkeiten, und die regelmäßige Blutdruckmessung zeigt uns, ob es zu einem bestimmten Zeitpunkt einen Anstieg des Blutzuckers gibt.

7

Krankenpflegerin: Haben Sie Hunger, Herr Pop? Hier ist Ihr Mittagessen.
Patient: Das ist gut und ich freue mich schon! Ich habe langsam Hunger. Und das war sehr selten in der letzten Zeit!
Krankenpflegerin: Sitzen Sie bequem?
Patient: Ja, ja, danke.
Krankenpflegerin: Gut, hier bitte schön. Einfach langsam und gut kauen. Wir haben genug Zeit. Es ist erfreulich zu sehen, dass Sie wieder Appetit haben. Haben Sie den auslaufsicheren Becher gesehen? Sie können ihn selber benutzen. So können Sie langsam wieder eigenständig werden. Wir werden alles nach und nach ausprobieren.
Patient: Danke, dass Sie sich so gut um mich kümmern. Heute probiere ich den Becher aus, und in den nächsten Tagen kann ich auch die anderen Sachen versuchen.
Krankenpflegerin: Ja, machen Sie es so, und ich bin mir sicher, Sie kriegen alles gut hin.

8

Krankenpflegerin: Da bin ich wieder, Herr Salif. Ist alles in Ordnung?

Patient: Ja. Können Sie mir bitte beim Duschen helfen?

Krankenpflegerin: Natürlich, deswegen bin ich hier. Halten Sie sich an dem Triangelgriff fest und ziehen Sie sich zur Sitzposition. Jetzt bewegen Sie Ihre Beine langsam aus dem Bett. Ich halte Sie fest, falls nötig. Okay ... langsam.

Patient: Na, ich werde von Tag zu Tag besser.

Krankenpflegerin: Stehen Sie fest auf dem Boden?

Patient: Ja, danke.

Krankenpflegerin: Warten Sie, hier ist das Gehgestell. Ich halte es, bis Sie die Griffe festhalten.

Patient: Ich halte sie fest.

Krankenpflegerin: Gut, wie ist es so für Sie? Stabil?

Patient: Wir können gehen.

9

Krankenpflegerin: Hallo, Thomas, ich bin Iasmina. Ich bin deine zuständige Krankenpflegerin für die Nachtschicht.

Patient: Hallo, Iasmina.

Krankenpflegerin: Ich habe gelesen, dass du gestern Strahlentherapie hattest. Wie war es?

Patient: Es war okay, nehme ich mal an, aber heute fühle ich mich wirklich schlecht. Und ...

Krankenpflegerin: Ich verstehe, es muss ja manchmal hart für dich sein. Und weil du schon lang im Krankenhaus bist, vermisst du sicherlich auch deine Familie und Freunde.

Patient: Erbrechen macht ja gar keinen Spaß, aber ich kann damit leben. Aber es ist ..., meine Eltern.

Krankenpflegerin: Kannst du mit ihnen über deine Situation sprechen?

Patient: Na ja, sie tun immer so, als ob alles in Ordnung wäre. Das nervt mich, ich mag keine Lügen.

Krankenpflegerin: Ich verstehe. Du hast eine ältere Schwester, richtig?

Patient: *(nickt)*

Krankenpflegerin: Könnte sie mit deinen Eltern darüber sprechen, wenn du sie darum bittest?

Patient: Ja. Vielleicht. Danke fürs Zuhören. Danke sehr.

Krankenpflegerin: Gern geschehen.

10

Krankenpflegerin: Guten Morgen, Frau Heldwein, schön, Sie zu sehen. Kommen Sie heute zur Kontrolle?

Patientin: Guten Morgen, Anna. Ja, ich bin heute wegen der Kontrolle da.

Krankenpflegerin: Fangen wir mal mit Ihrem Gewicht an, und dann kommt Ihr Blutdruck ...

Patientin: Ich muss Ihnen auch sagen, dass ich viel stärker unter Verstopfung leide als während meiner früheren Schwangerschaften.

Krankenpflegerin: Wie Sie wissen, ist das gar nicht ungewöhnlich während einer Schwangerschaft. Versuchen Sie das über die Ernährung auszugleichen. Essen Sie viel frisches Obst und Gemüse? Kochen Sie frisch?

Patientin: Gleich wie früher. Ich weiß, dass ich mehr davon essen sollte, wie ich es während meiner zweiten Schwangerschaft gemacht habe. Ich habe bloß weniger Zeit zu kochen, weil meine älteren Kinder viel Aufmerksamkeit brauchen.

Krankenpflegerin: Sprechen wir über Ihre täglichen Aktivitäten und Essgewohnheiten. Auch darüber, wie viel Zeit Sie erübrigen können. Dann planen wir gemeinsam, was das Beste für Sie wäre. Ist das in Ordnung?

Patientin: Ja, super Idee. Ich muss mich aufraffen und disziplinieren. Ich bin ja auch nicht mehr die Jüngste.

11

Krankenpflegerin: Guten Tag, Frau Platzgummer, hallo, Tom. Wie groß du geworden bist!

Patient: Ich bin jetzt sechs Jahre alt.

Krankenpflegerin: Oh! Setzt du dich hierhin, Tom? Du schaust müde aus.

Mutter: Er sagt, dass er sich schlecht fühlt. Er hat die letzten zwei Tage Fieber gehabt. Er hustet auch. Letzte Nacht konnte er wegen der Ohrenschmerzen überhaupt nicht schlafen.

Krankenpflegerin: Tom, ich werde jetzt mit einem Lämpchen in deine Ohren hineinschauen, danach schaue ich mir deinen Rachen an ... Du hast eine Erkältung, es ist nichts Ernstes, aber du musst ein paar Tage im Bett bleiben. Es ist wichtig, dass du viel trinkst. Was trinkst du gern?

Patient: Früchtetee und Orangensaft.

Krankenpflegerin: Trink viel Tee, das wird auf jeden Fall helfen.
Ich bin mir sicher, dass du schnell wieder gesund wirst. Nimm brav das Medikament, das deine Mutter dir gibt, bleib im Bett und ruh dich aus.

Beobachtung und Behandlung

1

Krankenpflegerin: Guten Morgen. Frau Maier?
Patientin: Ja. Morgen!
Krankenpflegerin: Meine Kollegin Manuela wird Ihre Erstuntersuchung durchführen.
Patientin: Guten Morgen.
Krankenpflegerin 2: Guten Morgen, Frau Maier! Kann ich Ihr Patientenarmband kurz anschauen, bitte?
Patientin: Bitte schön.
Krankenpflegerin 2: Gut! So, zuerst wiege ich Sie und dann messe ich Ihren Puls. Dann überprüfe ich die Atmung und den Blutdruck.
Patientin: Oh, verstehe.
Krankenpflegerin 2: Steigen Sie bitte auf die Waage.
Patientin: Natürlich ... Und?
Krankenpflegerin 2: 80 Kilo.
Krankenpflegerin: Ist das Ihr übliches Gewicht?
Patientin: Ja.
Krankenpflegerin 2: Nun krempeln Sie bitte Ihren Ärmel hoch, damit ich die Blutdruckmanschette anlegen kann. Lassen Sie Ihren Arm einfach hängen.
Patientin: Ich weiß.
Krankenpflegerin: Sprechen Sie jetzt bitte nicht, es ist wichtig, dass Sie ruhig bleiben. Ich klemme jetzt diesen Clip an Ihren Finger, um die Sauerstoffsättigung zu messen.
Patientin: Sind die Werte in Ordnung?
Krankenpflegerin 2: Ihr Blutdruck ist 120/72, was im Normalbereich liegt. Ihr Puls ist 69, auch gut, und Ihre Sauerstoffsättigung ist 97 %, und das ist auch in Ordnung. Das ist der Sauerstoffgehalt in Ihrem Blut.
Patientin: Okay.

2

Krankenpflegerin: Guten Tag, Frau Böhler. Wie fühlen Sie sich heute?
Patientin: Ich habe schreckliche Kopfschmerzen ... Ich habe auch nicht viel geschlafen.
Krankenpflegerin: Verstehe ... Haben Sie gestern Chemotherapie gehabt?
Patientin: Ja. Und heute Früh war mir richtig übel. Es ging mir so schlecht, ich musste mich erbrechen.
Krankenpflegerin: Ich werde Ihnen eine Infusion gegen die Übelkeit geben.
So, Frau Böhler, jetzt haben wir es. Ich habe auch eine Schmerzskala mitgebracht. Ich würde Sie jetzt bitten, hier Ihren Schmerz anzugeben, auf welcher Stufe würden Sie

ihn einordnen? Die Skala geht von 0 „kein Schmerz" bis 10 „unerträgliche Schmerzen". – Ich hole Ihnen gleich ein Schmerzmittel. Wie wäre es mit einer Tasse Kräutertee?
Patientin: Sehr gerne, danke.
Krankenpflegerin: Ich bringe sie in circa einer halben Stunde, wenn Sie die Wirkung des Antiemetikums spüren.
Patientin: Das wäre nett. Danke.

3
Patientin: Ich brauche bitte Ihre Hilfe!
Krankenpflegerin: Guten Abend, Frau Mooshammer. Ich habe Nachtdienst und werde mich um Sie kümmern. Was kann ich für Sie tun?
Patientin: Dieser Schlauch scheint sich bewegt zu haben, vermutlich während ich geschlafen habe. Es könnte sein, dass ich daran gezogen habe.
Krankenpflegerin: Schauen wir mal. Alles scheint in Ordnung zu sein, auch die Pumpe funktioniert gut. Ich kümmere mich um den Schlauch, sodass Sie jetzt bequem schlafen können, ohne an der Pumpe zu ziehen.
Patientin: Danke.
Krankenpflegerin: Gern geschehen.
Patientin: Könnten Sie später noch einmal vorbeischauen? Ich würde mich viel sicherer fühlen, wenn ich wüsste, dass Sie ab und zu nachschauen und kontrollieren. Ich bin erschrocken, als ich aufgewacht bin.
Krankenpflegerin: Sicher, das mache ich schon, keine Sorge. Bei Bedarf läuten Sie bitte einfach. Schlafen Sie gut!

4
Krankenpflegerin: Hallo, Andreas, kannst du dich erinnern, dass wir über das Atmen bei Asthma reden wollten?
Patient: Ja ...
Krankenpflegerin: Deswegen bin ich jetzt hier. Ist das in Ordnung?
Patient: Ich habe ja keine andere Wahl, oder?
Krankenpflegerin: Wir können es auch ein anderes Mal machen. Es geht um Folgendes: Wenn du verstehst, wie alles funktioniert mit der Atmung, kannst du auch verstehen, was passiert, wenn du einen Asthmaanfall hast.
Patient: Ich schätze, Sie haben Recht. Ich habe mir gedacht, dass ich nichts lernen muss, weil ich im Spital liege und nicht in der Schule bin. Aber leider doch!
Krankenpflegerin: Ich verstehe. Du magst nicht lernen, oder?
Patient: Machen wir es gleich jetzt, dann habe ich es hinter mir. Ist das für mich?
Krankenpflegerin: Ja. Das ist eine praktische Broschüre. Die Zeichnungen zeigen dir, wie dein Atemapparat funktioniert. Wenn du einatmest, geht die Luft durch die Nase

zu deinem Mund und weiter in die Kehle. Die Luft geht dann weiter durch den Kehlkopf, dann durch die Luftröhre und hier genau ist der Bereich, der bei einem Asthmaanfall anschwillt und sich verengt. Es kommt dann nicht genug Luft bis zu den Lungenbläschen. Siehst du die hier?
Patient: Cool! Deswegen kriege ich dann fast keine Luft! Und dann tut's mir weh in der Brust.
Krankenpflegerin: Genau, weil deine Brustmuskeln verkrampft sind, wird das Atmen noch schwieriger. Deswegen ist es sehr wichtig, dass du deine Medikamente regelmäßig nimmst.
Patient: Ich werde nie wieder meine Medikamente vergessen. Versprochen!

5
Krankenpflegerin: Hier haben Sie alles, was Sie für die Harnprobe brauchen. Keine Sorge, ich erkläre es Ihnen langsam, Schritt für Schritt.
Patient: Und was ist das alles? Sie haben Mittelstrahlharn erwähnt, das weiß ich noch.
Krankenpflegerin: Fangen wir am Anfang an, einverstanden? Als Erstes sollten Sie Ihre Hände waschen, dann säubern Sie Ihre Urethra, also die Harnöffnung, mit diesen Einwegreinigungstüchern, damit es nicht zu einer Infektion kommt.
Patient: Nachdem ich meine Hände gewaschen habe, mache ich meinen Genitalbereich auch sauber?
Krankenpflegerin: Richtig. Stellen Sie den sterilen Behälter irgendwo daneben bereit. Sie sollten den Harn nur von der Mitte nehmen. Das heißt, Sie lassen zuerst ein bisschen Harn in die Toilette und dann in den Behälter hinein. Dabei berühren Sie den Rand bitte nicht mit den Fingern.
Patient: Und den Becher muss ich so halten?
Krankenpflegerin: Ja, richtig. Genau. Geben Sie dann den Behälter weg und urinieren Sie zu Ende in die Toilette. Dann schließen Sie den Behälter.
Patient: Alles klar.

6
Krankenpflegerin: Guten Tag, Frau Schubert. Ich heiße Erika. Ich versorge heute Ihre Wunde. Darf ich Ihren Arm kurz sehen?
Patientin: Sicher.
Krankenpflegerin: Danke. Ich nehme die Bandage herunter und schaue mir die Wunde an.
Patientin: In Ordnung ... Und?
Krankenpflegerin: Es sieht gut aus, kein Eiter, und die Haut um die Wunde ist nicht sehr rot.
Patientin: Schön zu hören, dass die Wunde gut heilt.

Krankenpflegerin: Ich lege nur noch den Verband an, und bis nächste Woche sollte alles wieder in Ordnung sein.

Unterstützung

1

Krankenpflegerin: Guten Morgen, Frau Wieser. Mein Name ist Alina, und ich werde mich heute um Sie kümmern. Passt so weit alles?
Patientin: Hallo, Alina, ja, alles passt.
Krankenpflegerin: Wir gehen jetzt Ihre Operationsvorbereitung zusammen durch, in Ordnung?
Patientin: Machen wir das.
Krankenpflegerin: Ich habe Ihre Patientenunterlagen hier bei mir. Alles sieht gut aus. Haben Sie die Formulare alle selbst unterschrieben?
Patientin: Ja, habe ich. Das eine habe ich dann übersehen. Hier?
Krankenpflegerin: Perfekt. Sie haben auch unterschrieben, dass Sie alle notwendigen Informationen über die Operation bekommen haben. Haben Sie noch Fragen?
Patientin: Nein. Alles ist klar. Ich habe sogar zusätzliche Informationen und Erklärungen gelesen. Ich muss nur noch meinen Schmuck ablegen.
Krankenpflegerin: Legen Sie ihn hier hinein.
Patientin: Ich weiß auch, dass ich mich heute Abend und morgen Früh mit einem Antiseptikum waschen muss.
Krankenpflegerin: Genau. Sie haben hier zwei Päckchen, eines ist für heute Abend und das zweite für morgen. Benutzen Sie es als Seife beim Duschen.
Patientin: Ich dusche mich damit, bevor ich schlafen gehe.
Krankenpflegerin: In Ordnung. Sie sehen trotzdem besorgt aus. Ist alles in Ordnung?
Patientin: Besorgt bin ich nicht, aber ich werde langsam nervös.
Krankenpflegerin: Dass man sich fürchtet vor einer Operation, ist ganz normal. Denken Sie nur daran, dass der Eingriff für Ihren Körper schonend sein wird, es wird nur ein ganz kleiner Schnitt.
Patientin: Ich werde heute früher schlafen gehen, damit ich nicht mehr viel darüber nachdenken muss. Hoffentlich werde ich nicht zu viel Zeit haben, um vor der OP ganz aufgeregt zu sein. Sie wird morgen um 7 Uhr sein, richtig?
Krankenpflegerin: Genau, sie ist für morgen Früh geplant.

2

Patient: Ich bin durstig.

Krankenpflegerin: Sie dürfen noch nicht trinken, aber ich befeuchte Ihnen die Lippen.

Patient: Ich bin müde. Lassen Sie mich schlafen. Es tut so weh.

Krankenpflegerin: Ich gebe Ihnen noch ein Schmerzmittel.

Patient: Ich bin so schläfrig. Ich muss etwas trinken, bitte.

Krankenpflegerin: Sie bekommen gerade eine Infusion. Etwa in einer Stunde dürfen Sie wieder etwas trinken.

3

Patientin: Hallo, Mirjam.

Krankenpflegerin: Ich bin hier, um zu schauen, ob es Ihnen gut geht. Möchten Sie wieder in Ihr Zimmer gehen? Sie sehen müde aus.

Patientin: Ja, bitte bringen Sie mich zurück.

Krankenpflegerin: Möchten Sie ein bisschen mit mir plaudern?

Patientin: Ich möchte nur nach Hause, zu meinem Mann und meinen Kindern. Die brauchen mich.

Krankenpflegerin: Na ja, liebe Frau Ludwig, noch können Sie ja gar nicht viel für sie tun. Sie müssen sich erholen, und es ist wichtig, dass wir Ihre Wunde noch ein paar Tage im Auge behalten, bevor wir Sie nach Hause entlassen.

Patientin: *(weint)*

Krankenpflegerin: Ich verstehe, dass Sie Ihre Familie vermissen und sich Sorgen um sie machen.

Patientin: Seit der Geburt waren meine Kinder noch nie ohne mich.

Krankenpflegerin: Ich kann ja noch ein bisschen bei Ihnen bleiben, ich habe noch Zeit.

Patientin: Ja, bitte. Danke.

Literatur

Academia Română: *Dicționar german-român*. București: Univers Enciclopedic. 2007.

Dicționarul explicativ al limbii române (DEX). București: Editura Academiei. 1998.

Dicționar medical. Online unter: http://dictionar.romedic.ro/ (29.09.2017).

DUDEN, Deutsches Universalwörterbuch. Mannheim, Leipzig, Wien, Zürich: Duden. 2003.

Jibidar, Adèle: Grundwortschatz Englisch für Pflege- und Gesundheitsberufe. Deutsch-Englisch, Englisch-Deutsch. Wien: facultas. 2. Auflage 2017.

Kaeppel, Volker; Weiß, Joachim: *DUDEN, Wörterbuch medizinischer Fachbegriffe*. Mannheim: Bibliographisches Institut. 2007.

Medizinische Fachbegriffe. Online unter: http://lexikon.vitanet.de/lexikon (29.09.2017).

Menche, Nicole (Hg.): *Pflege Heute*. München: Urban & Fischer. 2011.

Reiter, Monika; Aiglesberger, Michael; Hochleitner, Petra; Kleiss, Doris: *Gesundheits- und Krankenpflege*. Manual. Wien: facultas. 2. Auflage 2014.